乳がんは女たちをつなぐ

［京都から世界へ］

大津典子

藤原書店

乳がんは女たちをつなぐ／目次

第三章　オックスフォードの女たち　88

乳がんは女たちをつなぐ

はじめに

「なあ先生、うちのこと書いてえな」。はにかむような笑顔で信子さんは何度も私に言った。

私は物書きではない。週一度、大学で教養の英語を担当していた非常勤講師にすぎなかった。本職は主婦。女性のキャリア時代にあえて主婦を標榜するのは、「文句あるなら私の真似をやってみな」と本職に満足していたからである。その主婦の私が、夫のロシア研究に便乗して、七九年末から九一年のクーデター以後も、毎年春夏の大学の休暇をソ連もしくはロシアで暮らした。好奇心だけの主婦の目で見た「モスクワ事情」を、九〇年以後一年半ばかり或る月刊誌に夫と交代で掲載していた。

そんな折に乳がんになり、信子さんとは運命共同体の紐帯で結ばれることになった。その月刊誌の愛読者であった彼女は自分の無念を私に託そうとしたのかも知れない。昨日までの彼女の個人史を知らない私には荷が重すぎた。それでも進行するがんを淡々と生きる彼女がいじらしくてしかたがなかった。同時に病変に動じない彼女に畏怖の念すら感じていた。

「なあ、書いてえな」というたびに彼女の病状は深刻になっていったように私には感じられた。

彼女は愚痴ひとつこぼさなかったが、その覚悟のほどが伝わるだけにかえって辛かった。私自身が乳がんと向き合うしんどさに彼女の言わず語りのしんどさが加わり、病める心の状態では一通の手紙すら満足に書けなかった。そして思いのほか早く、彼女はなんのドキュメントも残さないまま旅立って逝った。彼女の遺言にも等しい私への願いを叶えるすべもなく、ただ重い心のまま時が流れた。

そしてもう一人、乳がんからの多臓器転移で命を終えた美しい四〇代の主婦がいた。「信子さんの亡くなった後、私がみんなの励みになるわ」と彼女は言った。地獄の苦しみを味わいながら、彼女は転移の進行状況と医療の対応を正確に乳がん仲間に伝え、変移の様子を自分の身体で教えてくれた。

乳がんの卵巣転移を疑っていた私と彼女は、イオン電気治療に通った。治療後、当時御影《みかげ》（神戸市）にあった私のマンションで話しあったり刺繍をしたりした。彼女は乳がん仲間のことを、「みんな本当に優しいのよね。人を傷つけるようなことは絶対言わないし、思いやりがあって暖かいの。だから皆といる時だけはほっとする」と言っていた。いつか三宮で別れ、私は阪急に、彼女はJRに乗った。たまたま数秒の間、両方の電車が並走する窓にお互いの姿を見つけ、二人とも思い切り手を振った。彼女のあの笑顔が忘れられない。

こうした間にも、乳がん仲間を取り巻く状況は刻々と変わっていった。術後のしんどさに喘ぎながら、年老いた親や舅姑の世話、夫の看病と予想もしないことの連続で、ゆっくり乳がんを振り返る余裕もないまま、はや一二年が過ぎた。女たちはいつわが身に訪れるかも知れない再発や転移に怯えながらもとにかく生きている。いや生かされている。女たちは乳がんを生きて、がんは一人では背負いきれない、一人では救われることのない病であることを学んだ。周囲の人のおかげで生かされる病であることを悟るようになった。そしてみんな優しくなった。

いまは亡き乳がんの友が、進行するがんと向き合いながら示してくれた、最後まで生を貫く毅然たる姿勢こそ、まだ命を繋いでいる仲間やこれから乳がんと向き合う女たちへの大いなる遺産である。私たちは罪の意識にも似た思いで彼女たちの遺産を引き継ぎ、自分やがんを生きる友の生命の神秘を感じている。それはどんな名医も伝えられない生の確認作業である。まだまだ、と。

京都の小さな乳腺クリニックで培われた乳がん仲間たちの深く優しい絆に癒されて、乳がんのショックから立ち直ると、私はふと囚われの友人アウン・サン・スー・チーを思った。ビルマの女たちはどんな乳がん治療が受けられるのだろう。そう思うと他の国の乳がんを病む女たちのことが気になり始めた。彼女たちは乳がんとどう向き合い、社会は乳がんの女たちにどう対応しているのだろう。乳がんをめぐる周辺の状況から、異なった文化の社会とそこに生きる女たちを見てみたいと思うようになった。

残念ながらビルマで調査というわけにはいかないが、幸い私にはイギリス、ロシア、ハンガリー、ポーランド、アメリカに友人がいる。アメリカの乳がん事情は、メディアを通じて報道されるし、多くの本で紹介されていて、日本の医療が米国のそれに軸足を置く限り、日米の治療法にたいした違いはないように思える。それなら情報の入らない旧社会主義諸国の乳がん事情を垣間見ることができないものかと、ロシアやハンガリーの友人たちにその望みを託してみた。そして彼らは見事に答えてくれた。オックスフォードでは、私自身が再発を疑われ、患者として診察を受けた。そして乳がん患者の会に入って、長年の友達であるかのように乳がんを共有した。

もちろん不完全な情報だけでと叱責を受けることは十分覚悟のうえであったが、「うちのこと書いてえなあ」という耳に残る声に促されてやっと暗黙の約束を果せることになった。「うち」とは特定の彼女のことであって、彼女だけのことではない。「うち」は、いま乳がんを生きる、また乳がん年齢にある女たちのことである。

乳がんを患うということは、現代社会の慌しさの中で、自分を見つめ直す余裕の時間が与えられたようなものである。患者にとって、不気味な急変の時間に身を沈めると、はじめは「何で私なんやろ」と腹が立ち、恐れ、悶え苦しむのだが、そのうち悲しみの向こうに、自分の存在意義が自分なりにぼんやり見えてくる。その結果、乳がんを生きるということは、短い一生に二度も生まれることだと思うようになる、形而下的に生まれることと形而上的に生まれかわることと。そして乳がんで良かったと、やっと言えるような気持ちになる。他のがんを生きる患者たちもきっと同じ思いであろう。

第一章　京都の女たち

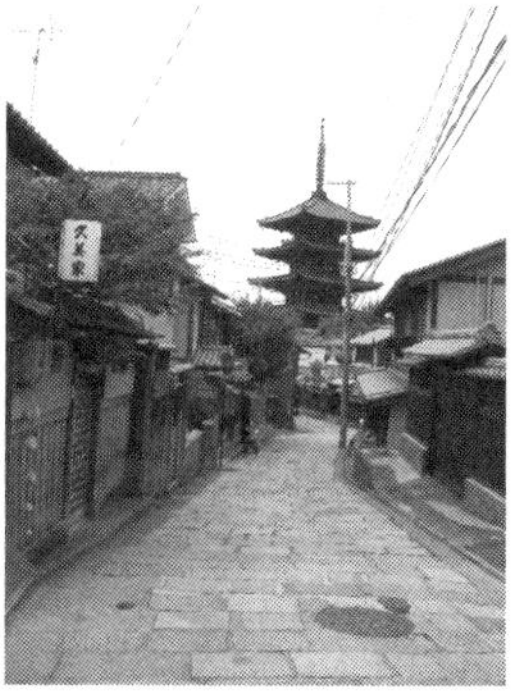

八坂の塔

一　小さな乳腺クリニックにて

待合室

一九九四年の早春を冬将軍の居座るモスクワで過ごすうち、道路わきに積み上げられた黒ずんだ雪の下からチョロチョロ水が流れはじめた。この国の春の兆しを感じつつ、桜の蕾のほころびはじめた日本に帰ってきた。そして出発前に届いていた人間ドックの検査報告に目を通した。「乳房の両方にしこりあり。専門医の診断を要す」とある。まさか私にかぎって。

両方のおっぱいに触れてみたが、まるでジャンボ・マシュマロで、自分ではよくわからない。おっぱいは夫の管理下にあり私の預かり知らぬところなのだが。四月の開校までまだ時間に余裕があるから、専門医の診察を受けてすっきりしようと軽い気持ちで出かけた。「乳がんの名医が白梅町にいはるし、心配ないえ」と子宮筋腫の術後、乳がんになった高校の同窓生が話していた遠い記憶だけが頼りだった。

乳腺クリニックの入り口から受付までわずか数歩しかない。その狭い場所が女性で埋め尽くされている。なんだか異様な感じがした。「乳がんのご相談でお見えになったのですね」という受付女性の事務的な表現に息を呑んだ。そしていままで漫然とした概念でしかなかった乳がんが、はじめて事実として突きつけられた思いであった。

不安で緊張した身体を休める席を見つける頃には、順番を待つ女性の数に圧倒された。そして、こんな狭い場所でこれほど多くの中年女性を一度に見たことが、これまではたしてあっただろうかと訝った。同時に、この人たちが私と同じ不安を抱えているのかと思うと、複雑な気持ちながら少しほっとした。

平静を取り戻すにつれ、このクリニックの待合室が他の病院の灰色の空間とはまったく違うことに気付いた。女性だけのせいか、ある種の明るさがある。色とりどりの服装に、一見華やかだが和やかさを欠いた劇場の幕間を連想した。二～三時間もの待ち時間を乳がんと一番近い場所にいながら、一番遠いことを感じていたかった。

看護師さんが出てきて五〜六人の名前を読み上げ、「中待合にお入りください」と促す。そこは背中合わせの四人掛けベンチが真ん中に一つ、壁際に二人掛けベンチがあるだけの文字通りの中待合であった。クリムトの複製画、「男女の接吻」が切なかった。この部屋で長く待つうちに、何かで読んだ「病院の待合室は冥途への控え室」という言葉が蘇って来た。第一待合室のときより緊張感が部屋全体にみなぎり、誰もが無口であった。

いよいよ診察のための待合室へと一人ずつ案内された。そこは初診者にとっては異様な別世界と言う他なかった。部屋に入ると、上半身裸になりバスタオルをまとって待つように指示された。六畳くらいの狭い空間の壁際に手術用ベッドが鍵型に置いてあった。ベッドの縦半分の手前が更衣場であった。皆の視線を背中に意識しながら赤面の思いで脱いだ衣服を、畳んでベッドの奥半分に置いた。そして上半身をバスタオルで覆って向きを変え、一瞬前まで更衣場であった場所に浅く腰をかけた。そして皆と同じ姿になってはじめてすこしほっとした。その頃には、中待合室でのあの緊張はほぐれ、開き直って審判を待つ罪人にも似た心境になっていた。

そして患者どうし目が合うと、はじめて微笑むだけの心の余裕が生まれていた。そこでの待ち時間はほんの十数分にすぎないのだが、微笑みあったり語りかけてくれる人がいると数秒に思え、なければ数時間のように感じる不思議な時間空間であった。

狭い廊下を挟んでカーテンで仕切られた診察室から、医師の声がすっかり聞こえてくる。「ハイ、〇〇さん、なにも問題ありませんよ、よかった、よかった」。こういう診断を洩れ聞くと、待合室の全員はまるで自分のことのように安堵する。そして着替えに戻った無罪放免の女性に「よかったね」と目で、言葉で語りかける。何処の誰とも知らない、もう会うこともないであろう人に。当人も「ありがとう」と言葉で、目で返す。その瞬間そこに居合わせた人は皆幸せな気分になり、いっそう緊張がほぐれる。そして優しい気持ちになる。

しかし「残念ですが、やはりがんでした」という診断が聞こえると、カーテンの向こうもこちらも全員固唾《かたず》を呑む。一呼吸おいて宥めるように患者に病状を説明する医師の声は、もうこちらの誰の耳にも入らない。なぜなら宣告の瞬間をすでに経験した人も、これから経験するかもしれない人も、がんという言葉を一瞬のうちに嚥下して、他人の驚愕を自分のものとして感情移入してしまうからである。乳がんという病は、あらゆる女性の感性を同一化させるほど強烈な衝撃なのだと思った。

このクリニックの待合室には大病院にみられるプライバシーを守るという姿勢がない。同じ病気であるからこそ、わざとプライバシーを排除し、（それが単に京都特有の狭い土地に建つ建築の構造上の理由であるにせよ）待合室を三つに分けて、患者の不安を段階的に緩和させている。そして一人の医師では伝え切れない乳がんの多様性を他の患者にも隠さないことによって、患者に心の準備をさせたり、乳がんの現実を感じとらせるかたちでインフォームし、自然に女たちが患者として連帯できるよう計算された実に憎い待合室であると、その後入院や通院を重ねて思うようになった。

叱られて、そして乳がん

がんの家系ではないから、悪くてもせいぜい乳腺炎くらい、心配ない心配ないと自分に言い聞かせるほど不安がつのっていった。これは大変なところに迷い込んだと、軽い気持ちでいたことを後悔した。そしてついに名前が呼ばれた。

「どうしてここに来られましたか」と医師が尋ねた。人間ドックでの検査結果を言い終わらないうちに彼は怒鳴った。「知らん、人間ドックの言うことなんか。なんで自分で見つけられんのですか」。頭ごなしに他人から怒鳴られたのは初めてであった。度胸の据わった女のつもりでいたが、乳腺一般の予備知識すらないとあっては防御のしようがない。「何よその態度は」と開き直る勇気はなかった。

それになぜ自分で発見できなかったかという問いは、五四歳にもなって身体の自己管理も出来ないのかという意味だと解釈した。そこを指摘する医師なら信頼できると直感的に判断したのだろう。他の患者のようにセカンド・オピニオンを求めることなど思いも及ばなかった。

触診、エコー（超音波検査）、マンモグラフィー（乳房を上下から挟んで写す、乳房X線撮影検査）とチェックを受けたがわからない。穿刺《せんし》吸引細胞診（注射器で組織を吸引して顕微鏡で調べる診断法）をしてもらい、その結果を後日まで待つことになった。もう完全にパニック状態で思考能力は皆無に等しかったが、それでも、「なんだ、名医だかなんだかしらないけれど、わからないんじゃない」と思うことで、診察室にいる間に気持ちのしこりにケリをつけた。そして名医でもわからないのだから、子供を産んだことも授乳したこともない私が気づかなくても当たり前と開き直った。

結果は灰色と出た。白のようであっても、がん細胞のないところを吸引している恐れもあるという。そこで生体組織検査をすることになった（当時は、マンモグラフィーで発見された腫瘍の部位に局所麻酔をし、直径四ミリほどの針を刺して病理検査用の組織を取り出すマンモトームによる生検はなかった）。当時、同病院では乳がん手術のない水曜日に生体組織検査が行われていた。叱られたことなどまるでなかったかのように、生検の間ずっと医師と会話を交わしていたので、気が楽であった。私の若いときの専攻が仏教哲学であったことを知ると、「僕なんか、絶対地獄に落ちるなあ、もう一九〇〇人以上の女性のおっぱいを切ってきたんやもの。その分だけ恨みを買うてるからなあ」と可愛いことを医師は呟いた。私は年間二〇〇症例をこなす医師なら絶対大丈夫と自分の判断力の確かさに満足した（一二年後の今日、彼のブレスト・ジャックの数は四〇〇〇症例以上にも及んでいる）。

「おかしいなあ」と医師が呟く。それでもついにでっかいおっぱいの一番底から、小指の先ほどの、水に漬けて膨らんだ白い大豆のようなものが出てきた。「これが腫瘍です。触ってみますか」といって手渡されたものを親指と人差し指で挟むと、弾力のある硬さが伝わってきた。「これは良性だと思います」との医師の言葉に内心小躍りした。

良性を疑うことなく、夫と二人で指定された日に結果を聞きに行った。「残念ながら悪性でした」。ガーンと隕石が頭に落ちたような衝撃が走った。「幸いごく初期の乳がんだから乳房を温存できますが、全摘にするか温存にするか自分で決めてください」と言われた。

待合室に戻ると、すべてを聞いていた順番待ちの患者が、口々に温存を薦めてくれた。看護師さんからの入院説明を待つ間、一人の女性がそっと私の側でタオルを開けて胸を見せ、「全摘のほうが問題は残りません。ほらこんなに綺麗ですやろ」と囁くとすばやく診察室に消えた。勇気のある人であった。しかし生まれて初めて見る乳房のない女性の胸を、綺麗と鑑賞するだけの心のゆとりはなかった。

女の病棟

当時の同病院では、月、火、木、金曜日の午後に乳がん摘出手術が行われていた。乳がんと診断され手術を受けるまでの待ち時間は、たいてい二週間であった。二一世紀に入り、その期間が三週間に延びた。

子宮内膜症手術の経験があるから、私には手術の不安はなかった。術後、覗き込む夫の顔にほっとして意識がはっきり戻った。酸素マスクが外されると寒かった。夫と付き添いさんに手を握っていて欲しいと頼んだ。元気な人のエネルギーを感じていたかった。

手術直後の数日は、二階に四室ある個室で回復を待つ。翌日の昼まで点滴が外せない間は付き添いが必要であるが、お昼には食事も可能で、胸部切開という大手術にもかかわらず、盲腸の手術より軽いのではないかと思われた。多少の個人差はあるものの、手術による直接の痛みを訴える人はなく、手術室に入る前の不安はまるで嘘のようであった。

それでも付き添いのいなくなった日の夕食後、一人で漫然としていると、爆笑にも近い賑やかな声が階上から聞こえてきた。それは乳がん患者のための専門病院という概念からおよそかけ離れた場違いな響きであった。何だろうと思ったが、階段を上がって確かめるだけの気力も体力も湧いてこなかった。

しかし翌朝六時に三階の手術の先輩がラジオ体操に誘ってくれた。上階に上がって初めて賑やかさの原因が分かった。病室の前は少し広めの空間で、ベンチもある廊下兼休憩所になっていた。そこに三階回復病棟の患者全員が所狭しと集まり、音の悪いテープから流れるリズムにあわせてラジオ体操第一と第二を行うのが日課になっていたのだ。一日も早い体力の回復を願う乳がんの先輩たちから後輩への置き土産であった。

全員パジャマ姿で、術後胸部に溜まるリンパ液を体外に排出するための管、ドレインを入れた袋を、まるでポシェットのように首から下げていた。入院期間の長い人がリーダーになり、皆と向き合って声をかけながら体操をしている。入院が長いといっても、ほとんどの患者は二週目には退院するのだが、この時間差はとても大きく感じられた。

体操の後は、各自手術したほうの手を壁に沿わせて出来るだけ高く挙げる運動を繰り返す。最初は猛烈な痛みが走ったが、それでも、女は我慢強くできていて、しかも我慢を競い合うものである。リンパ節がなくても手が上下左右に動くように、退院後の生活に支障がないようにと、手術の翌日から訓練を始める体制が患者の間で自然発生的に出来上がっていたのである。その当時は乳がんのステージに関係なく、腋の下のリンパ節が郭清（除去のこと）されていた（現在ではがんの周囲に色素や放射性物質を注射して、がん細胞が最初に流入するリンパ節を確認する方法であるセンチネル検査で、がん細胞が飛んでいないのが判ると、リンパ節の郭清は行われない）。

外来患者の診察終了後、入院患者は中待合で診察を待つ。初診の時の「冥途への控え室」は、不思議なことにパジャマ姿の女ばかりでいると、「希望の明日への控え室」に変貌していた。それは手術中に麻酔で意識が途絶え、闇の空間を潜り抜けた患者たちが、無事生還できたことと、同病の仲間の存在に孤独の恐怖から解放されたからであろう。乳がんの宣告を前にあれほど虚しく思えたクリムトの「接吻」は、退院後の生活への思いと重なってまた切なかった。

女たちの十四夜一夜物語

手術が終わって緊張と不安が消えると、頭の中はまるで空気の抜けた紙風船のようになる。そしてそのままの状態で二階の手術病棟から三階の回復病棟に移動する。そんなある日、回復病棟にようこそと新たに加わった女性に、先輩患者の一人がコーヒーを入れて歓迎した。先輩たちに見守られながら、彼女はコーヒーを一口すすった。そして、「うち、生きてコーヒーがもう一度飲めるやなんて思わへんかったわ」と思わず涙ぐんだ。先輩たちは小さく頷づくと黙って視線を落とした。「美味しいわー」。命の重みが伝わる言葉であった。

昼食後の面会時間は患者が心待ちにする時間帯である。それでも見舞い客と対応している間は、自分の病状を客観的に伝えるという慣れない作業で緊張するせいか、意識は病人であることをやめる。しかし肉体は病んでいるため、その開きの大きさにたいていの患者は夕方には疲労を覚える。訪れる人が無くても、自分のがんのステージはどの程度なのか、またこの先どうなるのかと不安ばかりが頭をよぎり、やはり夕方には疲れを感じる。

その疲れを癒してくれるのに、この病院の食事があった。院長もスタッフも同じ食事とあって、毎回工夫が凝らされた目にも舌にも納得のいくメニューで、味にうるさい料理自慢のベテラン主婦患者も満足していた。他の病院のプラスチック容器とは異なり、高価な陶器に料理が盛られていた。女の夢、上げ膳据え膳が叶えられたが、「あ〜あ、これが元気な時やったらなあ」とため息が出た。

そんな一日の夕食後。誰からともなく休憩所のベンチに集まってくる。気になる痛みや不調を訴えると、必ず誰かが同じ症状を口にする。そして傷を見せ合って、「ああ、皆おなじなんやなあ」と安心する頃には、一日の気疲れは吹っ飛んでいる。

その後は病気とは関係のないさまざまな話題が入院期間の二週間のあいだ展開する。それはまるで千夜一夜ならぬ十四夜一夜物語の観があった。そしてちょっとしたことにも皆でわっと笑う。お箸がこけても可笑しかった遠い少女時代から、何十年も押し込められていたあの笑いが一気に爆発するかのように。乳がんという深刻な病を抱えながら、それでもなお女たちのこの逞しいエネルギーは何処から来るのだろう。家族の前でもこれほど飾らずにいられたことが果たしてあったであろうか。誰もがいままで会ったこともない女たちの前で素直になっていた。

第一夜、福田信子さんの場合（四八歳で発症）　福田信子さんは語りだした。「こんなとこにゴリゴリがある。なんやろ。お父さん、ちょっと触ってみて。乳がんとちがうやろかて言うたら、『そやったら難儀やがな。早よ、医者にいけよ』て言われたんやけど、職人さんのご飯の用意から仕事の段取りまで、裏方の仕事は皆うちの仕事やさかい忙しかったんと、それに痛くも痒くもないやろ。そやさかい、気にはなりながら、ついつい延び延びになってたんや。お父さんには何度も『医者に行ったか』と催促されたんやけど。

そんな最中に、友達のご主人のお見舞いに行ったんえ。肝臓がんの末期やったんや。そのご主人がなあ、『信子はん、私は自分の命を甘うみてたバチが当たったんどすわ。もっと早うに医者に行くべきでした。そやったら助かったかもしれまへんのに、もう手遅れどす』てしみじみ言わはってなあ。うち、はっとして、私もお乳にしこりがあって気になってるんですけど、まだ医者によう行きませんねんて言うたんや。そしたらそのご主人が病人とも思えへん声で、『何言うてはるんどす、すぐ医者にお行きやす。ご自分の命にかかわることやおへんか』て怒らはってなあ。」

数日後彼は亡くなった。信子さんは夫の運転で乳腺クリニックを訪れた。触診だけでも乳がんであることは明白で、しこりはすでに内部で五〜六センチになっていた。医師は「おっぱいを残してあげたいけど、残念ながらしこりが大きすぎるので全部取ることになります。それでも自分でしこりを見つけたのは偉かったたな」と彼女には優しかった。

「何事にもドンと構えて、物怖じせん女でしたけど、あの日だけは玄関から座敷に駆け込んで来て、お父さん、やっぱり乳がんやったわと言うと、畳に顔をつけてわあわあ大声で、長い間泣いてました。店が大変な時でして、その日のうちに振り込まんとあかん件があったんですわ。それで、お前こんなときに済まんけどなあ、もう二時まわったし銀行に行ってもらわんと、と言うと、『あっ、そや、今日までやった。家のお金出すのかなんけど、お店のためや仕方がない、ほな行って来るわ』ともうケロッとしてますねん。信子、お前ってほんまにすごい女やなあと言うと、もうええねん、思いっ切り泣いたし、と言うより先に走り出してましたわ」と後ほど、夫の喜蔵氏が語ってくれた。

第二夜、まりちゃんの場合（四二歳で発症）

「冗談やない、この形のええおっぱいが無くなるやなんて。いくらしこりが九センチや言うても、なんとか温存できひんやろか」。藁にもすがる思いで、乳腺クリニックから借り出したカルテと胸の写真を持って、第三どころか、第四のオピニオンまで求め歩いた。しかしどの医者にも全摘以外方法はないと診断され、乳腺クリニックにUターンして来た。

彼女の姉が乳がん体験者で、転移を克服しながら懸命に生きている。そのせいか、彼女には乳がんを学ぶ姿勢ができていて、本やインターネットを通して潤沢な知識を持っていた。他の患者のように未知への恐怖はなかった。むしろ彼女の関心は一〇年来患っている膠原《こうげん》病のステロイド系治療薬と抗がん剤との相互作用にあった。入院以前から彼女は退院後の治療法を懸念していた。

まさに彼女の杞憂は的中した。七年後、ステロイドを嫌い、自然療法に身を任せるうちに膠原病が腎機能を侵し始めた。透析という最悪の事態を避けるにはステロイドの多量投与や免疫抑制剤の投与しかない。免疫を抑制すれば、免疫回復が必要な乳がん治療と矛盾する。これほど切ない二者択一は他にあるだろうか。まさに絶対矛盾の自己同一を自分の体でやってのけるしか彼女の生き残る道はない。

退院後道行く人の視線が自分の胸に注がれるように思えて、乳房を失ったことを意識し続け、職場の同僚にも真実を告げられるほど素直になれたのは、じつに五年の歳月を要した。そして膠原病は次々と魔手を伸ばして来るが、そのたびに持ち前の明るさで克服しようとしている。まだまだ負けへんでと。

第三夜、泉山トミ子さんの場合（四七歳で発症）　「早めに食事の仕度を終えて、犬の散歩に出てたのね。犬に引っ張られて鎖が胸で交差した瞬間にセーターの上から固いものに触ったの。まさかと思って手で確かめてみたの。そしてぞっとしたわ。叔母もその娘の従姉も乳がんで亡くなっているのよね。落ち込んだけど、下の息子の受験までまだ二カ月あったから、それまで頑張らなきゃと家族には言わなかったの。

三月にここで診てもらったら、腫瘍はもう五〜六センチになっているから温存は出来ないと言われたの。ショックだったわ。せいぜい三センチくらいだと思ってたんだもの。夫にどう伝えたらいいのか、なかなか切りだせなくて、やっとの思いで話したら、じゃあ、君の入院中、僕のご飯はどうなるのと言うのよ。本当にがっくりきたわ。立場が逆だったら彼はぜったい耐えられないと思うの。がんは私で良かったと思ったわ」。

第四夜、藤本笑子さんの場合（六四歳で発症）　「あて思うんやけどなあ、やっぱり乳腺炎を放っておいたらあかんと思うねん。一人目の子供生んだ時に乳腺炎になったんえ。そやけどその時共働きやったんや。日本の共働き第一号や。働かんならんさかい、薬で乳腺炎を散らしたんえ。それから二人生んで、三人とも母乳で育てたんやけど、今みたいに便利な時代とちごたしなあ。やっぱりうちは共働きというのは問題があると思うわ」。彼女は乳腺炎の放置を四〇年後の乳がんの遠因と思い込んでいた。乳がん発生原因の七〇％がエストロゲン（女性ホルモンの一種）の刺激によると言われているが、はっきり解明されたわけではない。それなのにどの患者も病気の原因は自分にあると諦めている。

彼女の夫は会社が退けると毎夕病院に来て、休憩室のベンチでうなだれていた。彼女の前ではまるで叱られた子供のようであった。「なんえあんた、この一週間毎日おんなじ背広にネクタイやんか。もうちょっとかまわへんかったら、会社の女の子に嫌われるえ」。夫は毎日彼女の顔を見ないと心配で仕方が無いらしい。彼女は夫や子供だけでなく、入院患者全員に頼りにされ、福田信子さんなんかは「お母さん、お母さん」と甘えていた。

第五夜、江藤恵子さんの場合（五七歳で発症）　左乳房の上に二～三センチの楕円形水脹れのようなものを見つけ、指で押さえるとふわふわぐらぐらした。近くの病院でレントゲンとエコー検査をしてもらった。次回、生体検査で水脹れにメスが入り、医師が取り出したのは、卵を半分にしたような三センチばかりの血の袋であった。三回目の診察で乳がんを宣告され、一刻も早い乳房全摘手術を勧められた。

どうしても納得できなくて、医師に紹介状を書いてもらってもう二つ病院を訪ねたが、両病院の医師とも紹介状を読んだだけで同じ診断を下した。おっぱいを諦めなければならないのか。落ち込んでいる彼女を見るに見かねた妹が、半年ほど前に温存療法に関するテレビ番組を見たのを思い出した。医師の名前を覚えていたので、テレビ局に電話し、病院名を教えてもらった。

乳腺クリニックの依頼で細胞診の標本を借りに最初の医師を尋ねた。「がん細胞が見つかってもう一カ月です。ここでならすぐに手術してあげられたのに」と言われた。新たな診断もやはり乳がんであったが、ごく初期のがんのため手術は温存に決まった。メスの入る前の段階で、彼女は地獄から救われたような解放感を味わった。

第六夜、高校教師の場合（四二歳くらいで発症）「まだ四二歳やというのに、私ら夫婦はもう長い間セクスもなかったんよ。そやなかったら、もっと早ように乳がんが見つかってたと思うわ」。赤裸々な告白を唐突に聞かされて皆は少々面食らった。

小学生の女の子を連れて美人の妻を見舞う夫は、お世辞にももてるタイプではなかった。彼女は身体が小さいのに食欲は旺盛な人という印象が皆に残っていた。しかし後日、夫とのストレスで彼女は乳がんに続いて胃潰瘍の手術まで受けた。そんな彼女と子供を残して、夫は家を出て若い女性と一緒になった。「ストレスに比べたら、乳がんなんかなんでもなかったわ」と彼女は言う。

第七夜、小学校教員の場合（三二歳で発症）　入院患者の平均年齢が五〇歳前後という中で、一人彼女だけが三二歳と若かった。この若さでまだおっぱいを失いたくない。それで家から遠いけれども温存療法をしてくれるこの病院を選んだ。

土曜日か日曜日には、同じ教員の夫が三時間以上もかけて、子供と一緒に車でやってきた。「お母ちゃん」といって、二人の坊やは彼女の胸に飛び込んだ。彼女もその一瞬のために、一週間を耐えていた。幼子を抱きしめると心の痛みが消えた。でも子供たちのエネルギーは胸部の痛みとなって残った。その痛みが彼女と家族の絆の証であった。

彼女は再発や転移の不安を、仲間にではなく夫に訴えた。「よし、俺が治してやる」と彼は言った。その夜、彼女は嬉しそうに夫の言葉を皆に伝えていた。

退院の日、若い夫は庭で栽培したモロヘイヤの粉末を、「免疫力を回復させるそうですから」とはにかみながら入院患者に配ってくれた。彼の思いやりに胸が熱くなった。彼なら妻の乳がんを治せる。若い男性の行動力が羨ましくもあった。そして三階の窓から、笑顔のカップルを皆で見送り、この二人に再発や転移の憂き目が訪れませんようにと祈った。でも運命はそれほど甘くはないようだ。

第八夜、良子さんの場合（五二歳で発症）　「先生、これ乳がんと違いますか、とうちは言うたんえ。そやのに違うと言わはったんや。それからだいぶしてからまた診てもろたら、乳がんやったんや。

うちの場合は乳頭の真下にできてたさかい、乳房は全部取らなあかんて言わはったんや。うちが見つけたときやったら、おっぱい残せたのに」と彼女は美しいからだの損傷を繰り返し悔やんだ。それでも五年の生存率は八五％と言われて満足げであった。

彼女には腑に落ちないことがあった。それは乳がん仲間の半数近くが、子宮筋腫や子宮内膜症の経験者であるところから、子宮を触ると乳がんを誘発するのかという疑問だった。どの医師も因果関係を否定する。ホルモンでつながっているのだからそんな筈はないのにと、体験を通して彼女は確信していた。

その後、彼女は一〇年足らずのうちに同じ場所に乳がんの再発を繰り返し、四度も手術を受けた。すでにがんは乳房だけにとどまらず、肝臓にまで転移した。抗がん剤もフルオロウラシル、フルツロン、ハーセプチン、シスプラチンからタキソールへと変わった。それでも自分で運転して治療に通えるのは転移後他の研究所で受けた免疫療法のおかげだと感謝している。

夜ごと女たちは優しくなる

夜を重ねるにつれ、いわばイントロの段階でありメインであるはずの乳がんの話題から私生活のそれに移っていった。優しい夫、自分勝手な夫、浮気する夫、不思議と夫の話題が多かった。最近では夫の浮気ならぬ本人の浮気をさらっと披露し、皆を大笑いさせる女豪傑もいるという。男には勝てても、さすがの豪傑も乳がんには敵わなかったと半べそをかく。入院中の自伝の語りは、まるで二時間もののテレビドラマを聴いているようだったと評する人もいて、この小さな病院に入院中は悲嘆にくれる暇はない。

自分では一度に一つしか経験できない人生だが、乳がんのおかげで多様な経験まで共有できた。テレビのドラマは虚構でしかないが、患者が分かち合う経験は生であるがゆえに感動的であった。乳房喪失という女にとって致命的な犠牲を払って得られた女どうしの絆であった。

不思議と患者の過去や職業はまったく問題にならなかった。大事なことは、乳房の一部ないし全部を失った者どうしが同じ時間と空間の中で、同じ痛みを共有しているという事実にあった。共有できる仲間がいてくれるということが有難かった。身内や友人たちといるよりもほっとした。なぜなら、女たちは自分の中の地獄のような苦しみも、餓鬼のような渇望も、畜生のような卑しさも、修羅のような妄執も、すべて手術中の冥界に悪腫と絡めて置き去りにしてきた。そして今同じ苦界を経験した仲間の甘露の水ならぬ熱いコーヒーで、抜け殻のような状態から人間界に戻れたではないか。これ以上のどんな法悦があるというのか。あとはどのくらい生きられるかわからないが、与えられた命を慈しみ、自分を生かしてくれる人たちに感謝し、煩悩を超越した澄んだ心で天寿をまっとうしよう。女だけの病棟で時を刻むうち、不思議と女たちをそんな気持ちに変えてしまった。そして女たちは優しくなった。

二　放射線治療

放射線は怖いけど

退院後数日して、温存療法で乳房を残した患者全員と乳房全摘手術を受けた患者の一部に放射線治療がはじまった。捕われの籠から自由に飛び立った鳥が再び群れ集うように、患者たちは誘いあって京大病院の放射線科に治療の場所を移した。

治療の開始に先だち、乳腺クリニックのカルテに基づいて、放射線の専門医たちが照射範囲を決め、その部分に濃い赤紫色のマークをつけた。放射線治療ではこの照射範囲設定が一番大切な作業で、それには患者一人に長い時間がかけられた。あとはレントゲン技師が二五回、その範囲内に照射する。

傷跡も生々しい白い胸の上に、幼児が輪郭だけで描くゆがんだ家の絵のようなこの派手なマークは、不必要な放射線を浴びないためのまさに命の線である。五〜六週間の間線を消してはいけない。入浴などで消えそうになる前に技師が書き直してくれた。外科治療の間はがんの傷が患者の脳裏を離れず、放射線治療の間はこのマークが脳裏を離れなかった。

手術の傷も癒えないのに放射線治療が始まった。病院までの道中、満員電車やバスに揺られ、人や鞄のような固い物に傷口が当たりはせぬかと神経をすり減らした。そしてやっとたどり着いた放射線科の外待合では、がん患者の痩せた土色の顔色に胸が痛み、特に小児がんの子供を見るのは辛かった。ただ乳がん患者だけが元気そうであった。

長時間待ってやっと自分の番が来ると、やはり放射線への不安で緊張した。幅の狭いベッドの上に上半身裸で仰臥すると、レントゲン技師が各患者の胸のマークとウエッジ・フィルター（楔形フィルター）を照合する。それが決まるとフィルターを患者の頭上の器械にはめ込み、もう一方の胸にこぼれ放射線が当たらないようプロテクターを載せる。ウエッジ・フィルターというのは、凹凸のある胸部に一様に放射線が当たるよう、一定方向に流れる放射線に楔を打って方向を変えるためのフィルターなのだそうだ。そして放射線が肺に届かないように、胸筋までを一八〇度逆の角度の二方向から照射されるよう工夫されている。

「それでは照射します」と言って、レントゲン技師が部屋を出て行く。ガチャンと重い扉の閉まる金属音がする。ガランとした大きなコンクリートの部屋の真ん中に置かれた照射器械の半円筒形の照射ブースに一人残されると、孤独の不安が襲う。

しかしそれも徒労に終る。なぜなら一回二グレイの放射線量照射に必要な時間はものの二分とはかからないからである。技師が部屋に戻ってきて、ウエッジ・フィルターを抜き取り、身体を固定していたベルトを外し、高いベッドから下に降りるのを手伝ってくれる頃にはもう次の患者が入ってくる。ベッドに登るまでのあの緊張がたった数十秒のためかと思うと、肩すかしを喰ったような気になる。そうなると放射線治療に何の抵抗もなくなり、放射線の人体に及ぼす意味も考えずに、ただただ後何回と数えることだけに専心する。人間とは、思考するというよりは慣れる動物であるようだ。

どの患者も放射線は怖いのだが、その放射線治療中に乳がん患者がホッとする瞬間がある。それはがんの主治医との対話の物足りなさを、放射線科の医師たちが丁寧な診察を通して補ってくれる時である。彼らは専門知識を分かり易くゆっくり患者に説明してくれるので、どの患者も理解できる。

しかし内容的には主治医の所見と同じなのである。ただ違いは、一人の医師に半日で一〇〇人近くも患者が押しかけるとあっては、予約制度を導入したくても打つ手がないほどに忙しい個人病院では、むしろ患者のほうが、診察室に一秒でも長居するのが悪いような気がして、早々に立ち去らざるを得ない。それで医師の所見を自分が消化しきれないでいるのに、患者は説明不十分と感じて不満が残ることになる。

どの病院でも問題になっているがん患者と専門医との軋轢の原因はどこにあるのか。腫瘍専門の医者がほとんど無い日本医学の現状では、外科医が腫瘍科の医師を兼ねている。腕のいい外科医のところには患者が殺到するため、外科医は患者一人一人にゆっくり時間をかけて患者の不安に答えたくても時間がない。患者にとっては三時間待ちの五分診療では不満と不安だけが残る。患者と対話を交わしながら、いろいろな抗がん剤を使ったり、代替治療を試したりして、増え続けるがんを内的に治療するスペシャリスト、腫瘍専門医が育つにはまだ一〇年以上はかかるという。それだけに乳腺クリニックで手術を受けた乳がん患者にとって、放射線専門医の思いやりある対応が救いになっていた。

燃える胸

放射線治療の最初の数回は、終了までこの威勢の良さが続くような錯覚に捉われている。しかしすぐに放射線疲れが始まる。いくら最小線量とはいえ、まだ癒えぬ傷口とその周辺に直接放射線を浴びるのであるから、照射される部分に反応が現れるのは当然である。

すぐ現れるか、どういう形で現れるかは個人差がある。第一回目から乳房の切り傷に沿った部分が少し赤くなり、ピリピリとした軽い痛みを感じる人もいた。その内、放射線治療を受ける乳房は全体が腫れて熱っぽくなった。この熱っぽさのためか、冷たい水を飲むと、水の冷たさが口から、切られた側の腋の下へ直接流れるように感じられた。喉もとすぎても冷たさは腋に残っていた。

そしてリンパ節を郭清されて軽くなったはずの腋の下が、日に日に重くなり、まるで砲丸投げの球を腋に抱えているような感覚を覚えはじめた。日を重ねるごとにこの鉄の球は、火の玉ではないかと錯覚するほど熱くなっていった。それと同時に、放射線を浴びる胸が鉄板のようだと感じる人も出てきた。

治療全行程の折り返し点にさしかかる頃には、放射線を浴びた部分に火傷のような感覚が残った。そして乳房全体はパンパンに張り、時々、焼け火箸で傷跡に触られるような刺激が走った。あと一週間で終了という頃には、腋の下や胸にかけて皮膚が黒く変色し、その部分の痛みが増した。皮膚の炎症のひどい場合、ズルッと肌が剥けて下の赤膚が出てしまい、二五回続けないと効果のない、しかもせっかくここまで続けてきた照射を一時ストップしなければならない人も出てきた。そしてふらついたり、吐き気を覚える人も出始めた。

情報が患者の命綱

いかなる炎症を起こそうとも、専門医や看護師に相談すれば適切な処置法が見つかるから心配することはない。進んで被爆するにはさまざまな炎症が伴って当たり前である。しかしいざ自分のこととなると不安ばかりが先行する。同じ治療であっても一日一日が新しい経験である患者にとって、どんな小さな変化も気になる。かといってその度に専門家に相談するのは大人げないと尻込みしてしまう。思い切って医者や看護師に相談しても患者の不安は払拭しきれない場合が多い。大状況から病気を診る医者と小状況から病状を観る患者との距離は、患者にとっては天と地ほどにも思える。

こんな毎日の中で患者たちの支えとなるのは、同期の患者たちとの情報交換であった。治療も同じような時間帯に受けられるように誘い合い、昼食も一緒にしながら症状を確認しあっていても、まだ安心できない。皆と一緒の時よりも一人の時のほうが、観察力がより研ぎ澄まされる。

そして少しでも異変を感じるとすぐ、仲間に電話する。

「うちやけど、忙しい時に堪忍え。あんなあ、腕がだるうて痛とうてたまらんのやけど」「そうや私もや、おっぱいは燃えてるみたいやし、腕は痛とうて落ちそうや」「そうか、ほんならそんでええんや。ほな、また明日。おおきに、さいなら」ガチャン。放射線治療の間、毎日のように藤本笑子さんから電話がかかって来た。明朝会うまでの時間が待てない。知らない人が聞いたなら、知り合って数週間にしかならない者どうしの会話だとは思わないだろう。

腕が重くだるい、身体がだるい、胸に痛みが走る、熱を持つ、胃の調子が悪い、吐き気がする、食欲がない（しかし皆と一緒なら美味しく食べられる）、傷口がピリピリする、おっぱいが腫れる、皮膚が変色した、線が消えた、生理なんか何年も前に終っているのに下り物がある（これは術後、二年間にわたり抗がん剤とともに服用するタモキシフェンという女性ホルモン剤の副作用である。最近ではタモキシフェンに代わって副作用の少ないアナストロゾールを投与する病院が増えてきた）、掃除機をかけると腕が腫れっぽくなる、拭き掃除がしんどい、手を伸ばしてテーブルの上を拭くのがつらい、かぼちゃが切れない、針を持つと異常に肩がこって疲れる、視力が落ちた、髪の毛が細くなった、夫と夫婦の関係を持つ気になれない……身体の異常の訴えは数えると限りがない。

それでも仕事のある人は、放射線治療を済ませると職場に帰り、いつもどおりに働く。疲れを覚えても甘えは許されない。手術以前と同じかもしくは、遅れた分を取り戻すためにより懸命に働く。放射線治療のない土曜日と日曜日は、女たちが一週間の溜まった家事に精を出す日である。

元気なときに比べれば、身体の動きに鈍りはあるものの、それでも放射線からの解放で心は軽くなり、あれもしなきゃこれもしなきゃと気持ちがはやる。女たちが自分の存在領域を取り戻したような気分になる二日間である。そしてまた治療の月曜日が来る。

いくら辛くても、重篤な女性特有の病で臥す場合、同病の仲間は心の不安を軽減してくれるありがたい存在である。女性は家族の痛みの真剣な聞き手であり、良き治癒者であるが、自分の痛みの良き理解者は家族の中にすら期待できない。まして厚生労働省や製薬会社の絶対圧力の下にある医師たちの技量と、最新の設備機器に依存するだけで、問診には点数もつかない医療体制とあっては、彼らの人間性に期待したくてもできない。こんな現状のもと、患者の痛みから生まれる情報こそ、闘病に耐え抜くための命綱である。

ＮＨＫの最近の調査で、乳がんなど特定の病気だけを扱う専門病院の治癒率のほうが、一般の大病院での治癒率を上回るという結果が発表された。専門医の技量もさることながら、患者どうしの情報交換と、それにもとづいて患者が自力で完治を目指す意識の高さと努力が、大いに治癒率をあげることに繋がっているように思われる。

三　乳がん患者の絆

「華の会」

乳がんや子宮がんを患った時に出来たお連れは一生のお連れやと経験者は言う。まさに言葉どおりであることがまもなく実証された。放射線治療終了の前後には、同じ時期に入院生活を共にした乳がんの仲間たちが、きまって打ち上げ会や同窓会を持つようになるからである。

手術を受けた女たちすべてがいずれかのグループに属するというわけではない。入院中にリーダーシップを発揮する陽気で人のいい肝っ玉かあさんがいるかいないかで、グループ結成の命運は決まる。牽引車の役割を果たす女性がいない場合、グループの規模はせいぜい二〜三人であるが、たいていのグループは一〇〜一五人で構成される。この現象は単科病院の持つ最大のメリットである。しかし不思議なことに各グループ間の交流はほとんどない。交流のない分だけグループ内部の結束は固くなる。

私の属するグループが正式に旗揚げしたのは、全員の放射線治療が完了し、身体の熱を冷ます一〇月の風が吹いてからであった。四月前後の手術から六カ月がたっていた。その間放射線治療を受けた患者は、暑い夏の日も毎日のように顔を合わせていたが、全摘手術の女たちは二週に一度乳腺クリニックの診察に通う以外、皆と顔を合わすことは稀であった。電話で連絡を取り合っているとはいえ、それでは物足りなくて、皆と会えるのが待ち遠しいようであった。

グループの集いは「華の会」と命名された。このグループにとってその年の春は花の咲かない春であった。グループの平均年齢は五〇歳。蘇生した命に自らの手で華を咲かせよう。あと何年桜が見られるかわからないが、その季節がめぐる毎に皆で桜が見られたら、生かされていることに感謝しようという思いがこめられていた。がんに蝕まれたわが身の心細さを散る桜になぞらえつつ、老木となってもなお毎年花を咲かせ続ける桜の木の生命力にあやかりたい、〝生きたい〟という切なる思いを女たちは「華の会」に託したかった。

しかしもっと具体的な差し迫った理由があった。乳房全摘手術を受けた人は放射線治療を免れる。それなのに福田信子さんは全摘手術にもかかわらず、二五回の放射線治療を温存療法の仲間と一緒に受け、さらに五回の温熱療法に耐えなければならなかった。温存療法の仲間の誰もが放射線治療の期間中行動をともにして、彼女の症状が予断を許さないものであると実感していた。それだけに今後彼女と一緒のお花見を何回楽しめるだろうかといぶかった。

第一回の「華の会」の食事も終わり、ささやかなプレゼントを交換したりそれぞれに話をしながら幸せな気分に浸っていた時、突然全摘手術を受けた一人が「あんたら、おっぱいが無くなった者の気持ちなんか絶対わからへんわ」と吐き捨てるように言った。

全員一瞬固唾を飲んだ。一呼吸置いて私は言った。「そうやったなぁ。私ら温存の者は放射線のしんどさばかりに気をとられて、全摘の人のしんどさを考える余裕がなかったわ。ほんとにごめんね」。

その日集まったのは一四人であった。そのうち温存療法を受けたのは八人、乳房全摘手術を受けたのは六人であった。一九九四年当時で、温存が多いのは、全国の乳がん専門医に先駆けて八〇年代後半から温存手術に踏み切った児玉宏医師の女性への思いやりと英断の賜物であって、むしろ特殊な例であった。なぜなら八年経った二〇〇二年一〇月五日の『朝日新聞』にも、全国平均は温存四に対し、全摘六の割合と報道されており、二〇〇五年になってやっと五対五という数値が発表されているからである。一昔前に乳がん手術を受けた経験者にとって、温存手術がまだその程度にしか普及していなかったのかとがっくりさせられる。

乳房を温存したといっても、温存された乳房は皮膚と乳頭だけが自分のもので、膨らんだ中味は周囲の脂肪をかき集めて作られた人造乳房である。そのために被爆までしなければならない。その時点では温存でよかったと実感するだけの余裕は温存の女たちにはなかった。それでも残っているおっぱいらしきものがどこかで顔を出していたに違いない。全摘の女たちには見たくもないものであったろう。

しかし放射線治療を受けなくていい全摘の女たちが、女にとっての乳房の意味を捉えなおすには六カ月は十分すぎる。毎日意識の何処かが失った乳房と向き合う。もうないという事実にやりきれなくて、「なんで私なんやろ」とやり場のない腹立たしさにも似た感情を抱え込む。全摘の女たちは、その感情を抑え自分を宥めながら現実を受け入れようと耐えていたのだ。そんな気持ち

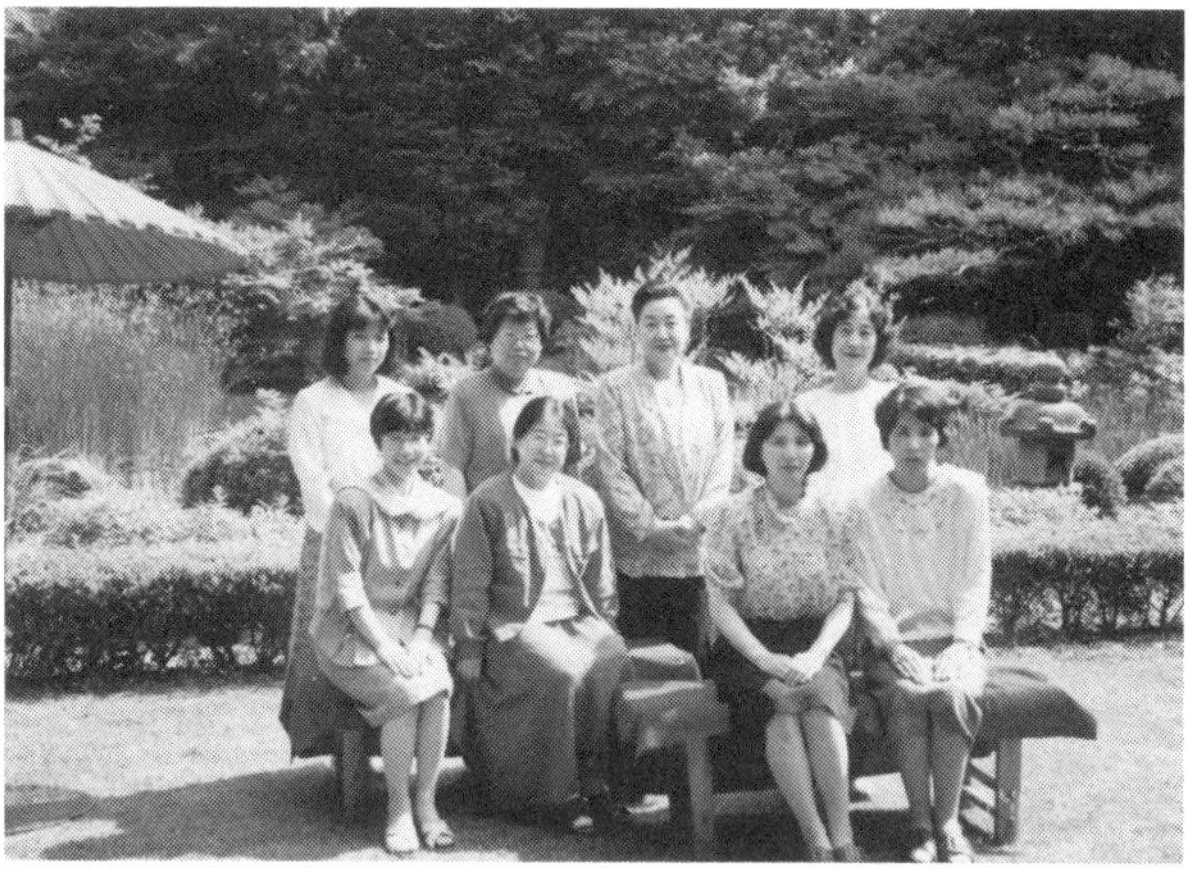

放射線治療打上げ会
（1994年6月、南禅寺の料亭「洛水」にて。後列左から2人目が福田さん）

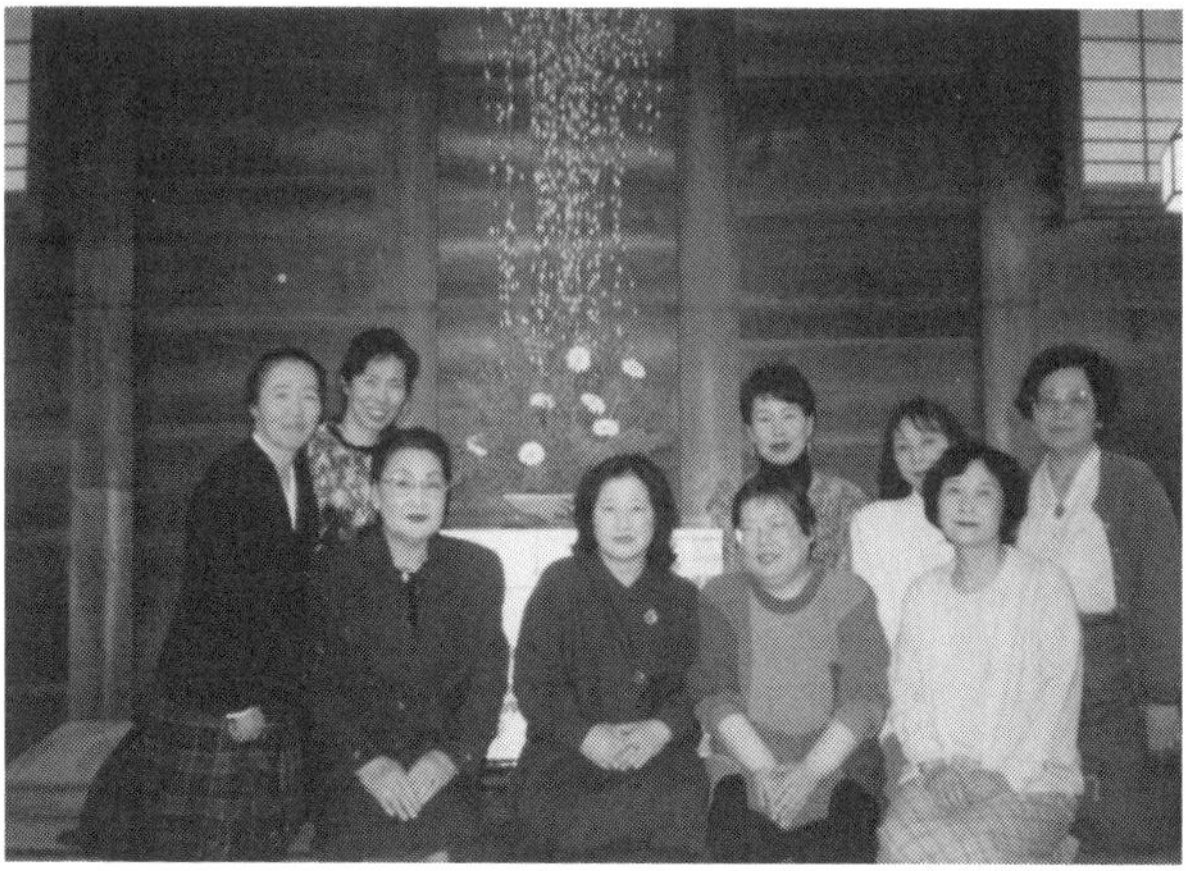

福田信子さんを囲んで、「華の会」のメンバーとともに
（1997年1月、「がんこ」にて）

でいる時に、たとえ人造とはいえ、見たくもない乳房がちらつくと、神経を逆なでされた思いになる。そして爆発。表現と語気に問題はあったとしても、乳房を失った女たちはほとんど皆、心のどこかで溜飲を下げた思いであったに違いない。

全摘の女たちの思いを代弁したその女性は、この会が最初で最後となった。入院中の交友は救いだが、退院後まで人間関係を引きずるのはごめんだという人もいる。そういう人は自然と足が遠のいていく。そしていままでの人間環境にもどって従来の生活をする人、皆と会いたくても仕事の関係で参加できない人、乳がんの全国組織の会に入ってがんと取り組む人などさまざまである。

胸にもやもやしていた思いを言葉で代弁してくれた女性のお蔭で、全摘、温存双方の心の痞《つか》えが取れた。言ってみれば、しこりの発見以来、親、兄弟姉妹、友人、夫、子供に言っても分かってもらえないやりきれなさを、痛みの分かる分身にぶつけたようなものであった。一度死を覚悟した者どうし、ぶつける方は何をぶつけても受け入れてもらえることを知っている。ぶつけられる方も胸を開いて待っている。相手の痛みを胸の傷で受け止めるからこそ相手の傷の深さが伝わるのだ。

このことがあってから双方の距離がぐっと縮まった。あるいは新たなスタート地点に全員が並んだと言える。外科的処置は一時的な処置にしかすぎない。闘いはこれからだ。いつ我が身に訪れるかもしれない再発や転移の不安に、共に向き合う心の準備を整えよう。「華の会」はあるいは患者たちの作る各グループは、癒しの揺籃である。

病状を測る

福田信子さんが家の中で転んだ。といってもたいそうな転倒ではなく、敷居に躓《つまず》いて左肩を少し打った程度のことである。しかし痛みがひどく病院に行くと、鎖骨にひびが入っているという。放射線治療を受けた骨は健常者の骨よりも脆くなっていて、ちょっとした刺激にも耐えられなくてひびが入ったり折れたりするという。

そういえば満員電車も避けたほうがいい、放射線治療のあとでは前後から押されただけでも肋骨にひびが入ることもあるそうだから、と乳がん仲間の誰かが仕入れた情報として伝えてくれたのを彼女は思い出した。でも遅すぎた。

彼女の場合は放射線の後遺症というよりは、乳がん手術の段階で鎖骨への転移が疑われていた。そのため医師は、手術後二週間の入院治療が終るとすぐ、京大病院の放射線治療に彼女を送った。二五回の放射線治療に加えて五回の温熱照射で集中的に転移がんまで叩こうというのである。

詳細を聞かされたのは一人先に呼ばれた夫だけであった。夫には五年の生存確率は六五％という深刻な内容が通告された。たいてい退院の日には、患者とその夫または家族が揃って、本人のがんの状態と五年間の生存確率、今後の治療方針にかんする説明を聞くのがこの病院の決まりである。しかし二人の前では、「あんたのおっぱいは三五〇グラムもあったよ。立派なもんやった。残せなかったのは残念やったけど、放射線治療でもうひと頑張りしような」とこの時も医師はただただ信子さんには優しかった。

　入院治療を終え、放射線治療の順番を待っていた乳がん患者たちは、入院も退院も自分より後だった信子さんが優先されることに納得がいかなかった。彼女は彼女で何故自分が先なのか納得がいかなかった。入院患者はまさに胸襟を開いた関係の中で情報を交換しあいながら、同じような状態の仲間を見つけてその人を自分の病状を測るバロメーターにしている。それなのに私はなんとなく入院仲間の誰とも様子が違うと彼女は直感していた。もしかして……。

　そんな折、娘の結婚話がまとまり、翌年の二月に挙式が決まった。乳がん仲間にはその事実を嬉しそうに話していたが、彼女の心中は穏やかではなかった。転移の事実がはっきりすれば、自分も動揺を隠しとおす自信はない。でもおめでたい話を前に家族を失望させたくはない。そこで彼女は、娘の結婚式の二月まで、精密検査をしないで欲しいと主治医に頼んだ。

　真実を知らないでおこうと心に決めても、「先生、お父さんになんて言わはったんやろ」と気になった。それとなく探りをいれても、夫は「あほなこと心配せんでもええ。どうもあらへんて。治療をちゃんと受けてたら、絶対ようなるて先生言うてはった。わしがついてるさかい大丈夫や。頑張れよ」と言うばかりである。

　しかし一瞬見せた夫の翳りの表情を彼女は見逃さなかった。「ひょっとしたらひょっとかもしれへんな。いままでなんでも話してくれたのに言われへんというのやったら、お父さんほんまに苦しいんやろ。もう問い詰めるのはやめよ。不況でお店が大変なときに、これ以上私のことでお父さんを追い込むのは可哀そうや。店が倒産する時は待ったなしやけど、がんですぐ死ぬことはあらへん。もう覚悟はでけた」。

花嫁衣裳のかげで

三〇回の放射線治療の間も、信子さんは乳がん仲間と昼食を共にすることは一度もなかった。治療が正午をすぎていても、タクシーで急いで家に帰り、職人さんたちの昼食の支度をした。「えびでも、八〇匹も揚げると腰が痛うなるえ」と言っていた。

信子さんの嫁ぎ先は京都の伝統産業、着物刺繍を家業としていた。刺繍の考案や指導は、義兄の仕事であるが、次男の夫はもっぱら営業担当で、彼女が店の帳簿と職人の食事を担当する典型的な京都の家内経営であった。彼女は扱う商品の華麗さとはおよそ縁のない質素さを旨としていた。そして京都の店の裏方に一番必要な微笑みを絶やすことは無かった。

「主人のお兄さんが、京都のまあ言うてみれば人間国宝のような人やねん。そのおかげで主人も私も日本の伝統工芸に携わる仕事をさしてもろてるねん」とちょっぴり嬉しそうだった。芸術家を支える裏方のしんどさは大変でしょうと尋ねても、彼女は笑って答えようとはしなかった。その代わりおよそ伝統工芸とは無縁の乳がん仲間を仕事場に案内し、皆の好奇心を満足させてくれた。

彼女の家は、鴨川に近い閑静な住宅街にあった。「うちの姫の婚礼衣装、見てやっておくれやす」と気持ちよく彼女の夫は「華の会」の仲間を迎え入れてくれた。伝統を重んじる京都人らしく、町屋風に趣向を凝らして改造された新しい檜木の匂いのする家であった。

娘の姫様は、婚礼の日に亡き祖父の作品を身に付けるという。座敷に置かれた衣桁《いこう》には見事な手刺繍の着物が掛けられ、その周りには結納の調度やお祝いの品が所狭しと飾られていた。その着物はさる大会社の会長夫人がお輿入れの時に、当時着物刺繍制作の第一人者であったお祖父さんに注文され、彼が心血を注いで制作に当たった作品であるという。その着物を孫娘さんの婚礼のためならどうぞと会長夫人が快く貸してくれたのだそうだ。着物というのは、作り手、着手、守り手が世代を経て慈しみ、それを鑑賞する人たちが同じ慈しみの心で感動してはじめて芸術に昇華するものなのであろう。

気品あふれる伝統工芸に酔いしれながらも、いつしか「華の会」の仲間の関心は乳がんに付随する現実問題に引き戻されていた。仲間の大半は毎月限られた収入の中でやり繰りに追われる生活をしている。思いがけない入院費を保険でまかなえた者、自分ががんになることなど露ほども疑っていなかったため保険に加入していなかった者などさまざまで、その時はもっぱら保険の問題が中心であった。

突然、信子さんが襖の向こうの夫に、「お父さん、私が死んだら三〇〇〇万円の保険金がおりるなあ」と言った。虚を突かれた夫は、「へえ、そうやったかいな」と首をかしげた。

夫が部屋から出て行くと、「今、お店が大変な時やさかい、三〇〇〇万円あったら助かるわ」と首をすくめながら彼女は本当に嬉しそうな表情をした。その言葉を耳にした仲間は一瞬息の止まる思いであった。彼女がこれほどまでに伝統を大切にしていたとは……。

仲間の何人かは、入院前に家の中の整理をしたことを思い出した。自分のへそくり通帳を夫や家族に渡した人もいた。家族の生活の当座の段取りを完璧にやる人もいた。しかしせいぜい数人の数週間のための気配りでしかなかった。家族や職人、店、伝統工芸の未来まで見据えていたのは信子さんただ一人であった。美しい花嫁衣裳のかげに命がけの彼女の決意が漂っていた。

娘の結婚式のあと、信子さんは腰の痛みを訴えた。骨シンチグラフィー（体内投与した放射性薬剤の分布を画像化し、診断する方法）などの精密検査の結果、乳がんが腰の骨にまで転移しているのが分かった。乳がんの手術からちょうど一年を迎えようとしていた。それより数カ月ほど前から、鎖骨の上にゴロンと大豆粒ほどのしこりが目立ちはじめていた。「ちょっと触ってみて」。乳がん仲間は一人一人触ってしこりを確認したが、誰も何も言わなかった。

そのうち、耳の下の上顎と下顎の骨の交じり合う辺りの頬に突起が生じた。みるみるうちに瘤は顔の輪郭を変えるほどに成長した。心配顔の仲間に、「この辺りは耳下腺やらなんやらいろんな腺が複雑に入り混じってるさかい手術が出来ひんのやて」と彼女はあっけらかんとしていた。

二週に一度点滴による抗がん剤治療を続けながら、彼女の日課はこれまでと何ら変わらなかった。帳簿付け、職人の食事の買出しから用意まで、一人で切り盛りした。術後二年目の四月に入社した新人とバトンタッチして、彼女は食事の用意から降りた。それでも更に一年、食材調達の手配をしていた。

信子さんの家で婚礼衣装を見せてもらったあと、「華の会」の仲間の絆はいっそう固くなっていった。申し合わせをしたわけでもないのに、彼女のことが仲間一人一人の心に占める割合が大きくなった。大きくなる分だけ、誰もが皆彼女にたいしてますます優しくなった。

四　がんとばかりつき合わないで

「そうか、もう死ぬのか」。息詰まる沈黙を破って夫が呟いた。そう言われて、私はテーブル越しに夫をキッと睨んだ。しかしこちらの視線にも気付かず、肩を落としたままの夫に哀れを感じ、黙って台所に立った。乳がんと診断され、入院手続きを終えて帰宅した日の夕食後のことであった。

一九九四年の四月は、夫の転職と私の乳がん手術が重なった。二八年の私大勤務で溜まった書籍の整理、新しい研究室への引っ越し。さらに、勤務先の大学まで片道二時間の距離で夫も疲れていた。そんな折の妻のがん宣告。妻はといえば、検査、生体組織検査（生検）、宣告までの約半月の間、思考停止の状態で、夫のことを思いやる人間的な感情の流れも止まったままであった。

入院を待つあいだじっとしておれなくて、私は押入の隅に至るまで念入りに掃除し、衣服の整理整頓に没頭した。そして二週間の入院期間中の夫の食事を作り、一食分ずつ冷凍した。台所に立ちっぱなしで疲れたが、自分のいない間の夫の食事を心配しなくていいと思うだけでほっとした。

退院時の医師の所見では、生検でやっとがんと判明したが、こんな段階で発見できたのは運がいいとしか言いようがなく、リンパ節も陰性で、五年の生存率は九三〜九五％とのことであった。見送ってくれた仲間に、夫は細く長いお付き合いをお願いしますと挨拶していた。

五月の連休が明けると、放射線治療と大学の授業が始まった。入院中の二週間休講にしたので、非常勤講師の身分ではこれ以上休むわけにはいかない。放射線治療の間はまるで綱渡りのような毎日であった。そのしっぺ返しを身体で受けることになった。身体がだるい。

放射線治療が始まって一一日目の朝、わざわざ主治医自ら電話があった。二日前の血液検査で肝機能が落ちている。原因は全身麻酔の影響か、あるいは、二〇〇人に一人くらい抗がん剤の影響で肝機能が落ちる人があるので、当分抗がん剤を中止するようにと指示された。長い間抗がん剤なしで過ごしたが、肝臓の数値が少し回復してから、フルオロウラシルからフルツロンに薬が変わった。

乳がん手術の一五年前子宮内膜症の手術を受けた時に、麻酔医から、「いつ肝炎をやられましたか。抗体になっています」と尋ねられた。覚えがない。一つあるとすれば、その前年モスクワ滞在中に流感にかかり病院に行った。血圧が低すぎるからそれを上げるのが先決で、風邪はその次だと言われた。

零下一五度の中、一〇日間病院に通うことになった。その折、女医は電熱器で暖められたアルミの弁当箱のようなものの中から、素手で注射器を取り出し、薬品を入れて私の皮下に乱暴に突っ込んだ。腕を揉むとすごい剣幕で怒鳴った。腕はみるみる黒紫に腫れあがった。数回で通院できなくなった。血圧治療優先のうちに、風邪がこじれて肺炎になり、血尿が出て四〇度の高熱が続き、ついに救急車で隔離病棟に運ばれてしまった。

肝炎が抗体になっているというのなら、その時の経験以外考えられない。消毒不十分の注射器の使い回しで肝炎が移ったに違いない。それもソ連製の肝炎だ。本人はすっかり忘れていたが、身体は覚えていた。がん切除手術に放射線治療。弱り目につけ込んで問題の肝臓がひょっくり顔を出した。以来モスクワへ行く時は、使い捨ての注射器を絶対忘れないで持参する。

五月六月の蒸し暑さ、放射線照射による燃えるような身体の内部、高い肝臓数値、往復三時間以上かかる通院、それに授業。身体を引き摺るような思いであった。治療仲間との昼食の一時が唯一の救いであった。しかし家に辿り着くと、食事の用意、掃除、洗濯をするのがやっとで、夫と会話を楽しむ余力などまったく残っていなかった。毎日食事が済むと先に休んでしまった。

そのうち朝起きると、食卓の上に夫からのメモが残されるようになった。

〈News Letter 九四—五—二六〉

Meトンへ　ボクより

ますます、しんどくなるよ。頑張れ！

言いたいことはボクに言え、何でも。いくら甘えてもいい、ボクには。

これからが、本当の闘いが始まる時だ。ボクは何もしてやれない。第一に、気が付かないのだ、自分勝手だから。だから、言ってほしい、何でも。

それは、ｍｅに頑張ってほしいからだ。ｍｅほどの才能のある人間が、これでくじけてはならない。取り戻すんだ、自分の身体を。そのためには、自分を甘やかしてはだめだ。歯を喰いしばって、頑張るんだ。

ｍｅがしんどいんじゃない、ｍｅの肉体がしんどいだけだ。ｍｅの精神は、それとは別だ。精神が肉体をコントロールできて、はじめて人間だ。

人間ｍｅ、頑張れ！　ボクも頑張る。

私には夫の気持ちは分かっていた。有り難いとも思った。しかしこれ以上どう頑張れというのよ、ボクも頑張ると言うなら、家事の一つくらい手伝ってくれたらいいのにと思ったけど、言わなかった。面倒くさそうに四角い部屋を丸く掃いて済ましてしまう彼のいい加減さに、不愉快な思いをしたくなかったからである。

その頃私はなぜかいらいらしていた。身体のしんどさだけでなく、がんなんかに負けてしまった自分の不甲斐なさへの腹立ちだったかもしれない。苛立ちに加え、夫に心の底からひやっとするものを感じていた。以前のように素直になれない。話もしたくない。入院中に気付いたのであるが、がんを宣告された夜、「そうか、もう死ぬのか」と言った夫の言葉がずーっとひっかかっていた。それ以来心が冷えていったように思う。がんを宣告された人間にとって、およそ聞きたくない言葉が「死」なのである。

またある朝、メモが残されていた。


ｍｅは「浮気をしてもよい」と言った。何ということを言うのだ。腹が立った。しかし、何故そんなことを言ったのかを考えてみる必要。僕が性的欲求を「ぶつけて」いる、それがうとましくなった。ｍｅの身体的状況からいえば当然のことだろう。だからこれは僕の方が良くない。しかし、これは必ずしも僕の真意ではない。


その日、いやその午後、おれ達は正常な判断能力を奪われていた。昼めしを喰おう、「ちゃんとした」所で、しかし、そんなところがある訳はない、正常でない人間達を正常に受け入れるところなぞ！

それで、へんなところで昼食した。でも心は通わない。「ガン」で打ちのめされた人間と、それを頭でしか理解できない人間と、その間に壁ができてしまったのだ。

ガンが引く線、ｍｅとボクはそれで分かたれてしまうのか。いや違う、とボクは思う。
（一）ｍｅなしでボクは生きられない。本当だ。でもｍｅはそうは思っていない。もっとも
それは個人の勝手だ。思うがよい。俺の思いも、また俺の勝手だ。
（二）ガンが何だ！　どうせ俺っちは死ぬのだ、遅いか、早いか、だけの違いだ。それな

ら、なぜガンと遊んでボクに向き合い、ボクと最後までつき合ってくれないのだ。
（二）meとボクの間にガンがちん入してきた。それは事実らしい。しかし、だからといって、meはなぜ、ガンだけとつき合い、ボクを見すてるのだ。もう二〇年だ。ボクらは、すばらしい時間を共有したじゃないか。もっとたくさん、地球上の人々とふれ合うことを願ってきたじゃないか。僕らの力を必要としている人々がいるじゃないか。
どうして、ガンとだけ、そんな知りもしない奴と、つき合うんだ。素性の知れない奴と。


ボクは、何故か知らないが、「六甲道」などという所に生活の資を求めている。

meは、ボクのいとしのmeは、子供の頃、その近くにいたという。そのことで、この間ボクは、あたりをうろついてみた。

meは、どんな姿で歩いていたのか、この駅の（といっても、昔は全く姿が違っていたのだろうが）、どの辺をうろついていたのか、いろいろ、想像してみた。

人間はそうやって時を刻む。しかし、記録は残らない、記憶が残るのみだ。

meには、どんな記憶が残っているのか、六甲道には。それと出会いたい、と思った。

でも、meがボクを拒絶するかぎり、それは出来ない。

ボクに「ウワキをしてもよい」などと、どうして言うのだ。アホ！

それだけはかんべんしてほしい。ボクの人生をまっとうさせるために。

ちょっと飲みすぎたな。

私は夫が少し可哀想になった。心は冷えていても、嫌いになったわけではない。夕食後、書斎にこもり、一二時になると一杯飲みに居間に来る夫の習性は百も承知だ。毎夜つまみを作り、少しウイスキーの相手をしてから休んでいた。ただ今はその体力がない。そのためか気力も萎えて物を言うのも億劫だ。それでもいつも通りに家事をこなしているから、私のしんどさが分かっていないのだ。

放射線治療も終わる頃、もう一枚のメモを見つけた。

ｍｅ−ｃｈａｎ！　あまり深刻になるな、ガンと遊んでみる、これができないか？

「遊び心」こそｍｅの本領じゃないか！　「心をとざしたｍｅ」はｍｅにふさわしくないぜ。ボクは、ロシアを研究するのに、ロシア人と親しくなりすぎた。

別にロシア人とだけ親しくなりたかった訳ではない。

しかし、この四〜五年、あまりにも「人間的な」状況に、彼らは生きている、その姿に、ホレてしまったのだ。ボクもｍｅも。しかし、これは事実だ。その重みは、おれ達を圧倒する。

九三年三月、チェルノブイリ事故が原因で、白血病に苦しむ子供達を、ゴメリの病院に見舞った時の光景が甦ってきた。全員に髪の毛はなく、女の子は小さいスカーフをカチューシャにしてかぶっていた。透きとおるように白い顔、無邪気な笑顔。

ソ連邦崩壊で、社会は混乱を極め、抗がん剤はおろか、手術用のメスも揃わない。子供たちの白い首には、まるで鎌で切られたようなL字型の見るも無惨な手術の傷跡が残っていた。エコー器すらない。医者は「放射線でやられた子供達に、またX線をかけて、放射線の上塗りをするだけだ」と言って泣いた。治療も満足に受けられず、現代社会の不条理を背負ったまま黙って人生を終えるチェルノブイリの被害者たち。

それに比べれば、お前はなんだ。名医の執刀で、現時点では最良の治療を受けられたではないか。お前が心を閉ざしかけた夫は、「ガンとばかり付き合わず、ボクとも付き合って欲しい」と訴えてくれているではないか。夫の残したメモを片手に、錯綜した思いが私の脳裏を駆けめぐり、ボロボロと泣いた。

前期の授業が終わり、放射線治療からも解放されて、夏休みに入った。この夏休みほど心待ちにした休みはかってなかったような気がする。肝臓の数値は少しずつ回復しているとは言え、相変わらず身体はだるかった。手術した側の腋の下に、いつも砲丸投げの球を抱えているような感じであった。腕が重い。外の気温は高く身体の中も燃えるようで、肩で息をするばかりであった。

そんな折、ある出版社からアウン・サン・スー・チーに関する原稿の依頼があった。そうだった、私にはスーがいたのだ。それもまだ軟禁状態のままで。私の脳裏はがんに占領されてしまって、友人はおろか、夫すら入り込む隙はない状態になっていた。やっと夫が失地奪還に成功しかけたばかりであった。

スーは自分の自由も家族との生活もすべて犠牲にして、ビルマの解放のために軍政権と素手で闘っている。それなのに私は自分の内なる病巣に固執するばかりだ。スーの勇気に比べればお前はなんと度胸のない奴なんだ、そんな奴ではなかったはずだと思うと、乳がんと言われて以来脳内に張られていた薄膜がさーっと引くような感覚を覚えた。やがて頭がすっきりし、一切が吹っ切れた。

異国にあっても片時もビルマを忘れず、ロンジー（ビルマの民族衣装）姿で通す彼女は、頑固なまでのナショナリストであった。それゆえスーは、私にとってビルマそのものであった。猛暑にもかかわらず筆がすすみ、「私の中のアウン・サン・スー・チー」を一気に書き上げた。そのあと手が腫れ始めた。

たとえ軟禁状態にあろうとも、日本国民である限り、乳がんになれば治療は受けられる。しかし、スーはたとえ自由の身であっても、ビルマではまともな治療は受けられないだろう。それが証拠にビルマ軍政権の要人たちは、年に一度飛行機をチャーターして、外国へ健康チェックに出かけるではないか。ビルマの女性は乳がんになると、どういう治療を受けているのだろう。

世界人口の半分は女性だ。乳がん先進国のアメリカ、イギリス、ヨーロッパ、ロシア、東欧の女性はどのような治療を受け、社会は彼女たちにどう対応しているのだろうと私は気になりだした。

夏休みに入る二週間ほど前に、アメリカの友人夫妻が京都に来た。丸山公園内の料亭に彼らを案内し、妻のスーザンも乳がん経験者であることを知った。いつもスーザンの動きに鈍さを感じ、何だろうと思っていたが、これで理解できた。四年前に乳房全摘手術を受け、半年後に乳房を再建したと言う。

最近では、スーザンは月に一度、自宅で乳がん患者や乳がんに関心のある女性のために、セラピーを開き、情報を開示し女性の意識の向上をはかっていると言う。このセラピーのおかげで、地域女性の医療への知識と関心が高まり、地区の医者が女性患者を恐れ敬遠するようになったと言って彼女は笑った。

アメリカの乳がん治療法について、スーザンにいろいろ聞いてみたが、日本の治療法と変わりはないと思った。ただ違いは、アメリカはインフォームド・コンセント（手術に先立って、医師から医学的事実、危険などを説明されたうえで、患者が与える同意）が徹底していることと、ほとんどの女性が乳房再建手術を受けるという点にあった。一方、私の主治医の話によると、乳房を失うことに耐え切れず泣き崩れる患者に、再建できるからと慰めるのだが、実際に再建に踏み切る全摘患者は彼のクリニックでもほとんどないとのことであった。

アメリカ女性は乳房を人工的に造り直し、外形を完成させてから具体的に心身を再建するのと異なり、私ががんを宣告された日、待合い室でそっと全摘の胸を見せて、「ほら綺麗ですやろ」と言った女性のように、日本の女性は傷の癒えを心で克服し抽象的に心身を再建するのだと思った。

かくして悪夢の九四年は過ぎ去った。そして九五年の一月一日、スーがＢＢＣ放送で世界に向けて新年の挨拶と抱負を語り、最後に「ノリコ、がんなんかに負けるな」と励ましてくれたことを、私は知る由もなかった。

第二章　逃げ出したい

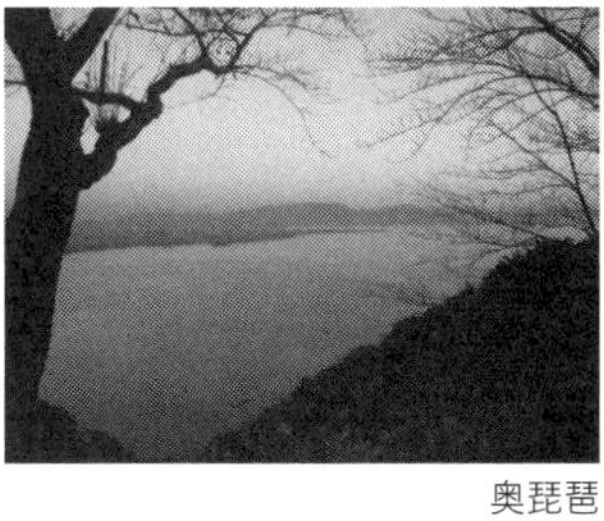
奥琵琶

一　乳がん先進国、イギリスへ

逃げ出したい

九六年早春、二年前に手術を受けた右乳房内にしこりのようなものを見つけ、私は再発を疑った。「温存の場合、周囲の脂肪を掻き集めて乳房の膨らみを造るのですが、時折その脂肪が遊離してしこりと間違うことがあります。これは脂肪に違いないが、貴女は納得しないと思うので、一応細胞診をしておきましょう」と主治医は言った。

検査結果の出る前にイギリスに旅立った。飛行機の窓から下を眺めながら、もうこれが見納めかと心は重かった。そんな私の心境を察してか、夫はオックスフォードにフラットを買う決心をした。妻の最後の時間を好きな所で好きなように過ごさせてやりたい。貧乏学者だが、二八年間働いた私立大学からの退職金がある。低金利の時代、銀行に預けて置いても利子も付かない。それくらいなら遊びに使ってみよう。オックスフォードを引き払うことになれば、購入額の半分が還ってくればいいと夫は思った。私は私で、乳がん先進国なら安心して身を任せられる、万一のことがあっても、数人の友人の手でひっそり埋葬されるほうがいいと思っていた。

二人の決心を誰よりも喜んだのは、アウン・サン・スー・チーの夫、マイクル・アリス博士だった。水仙の咲き始めたオックスフォード北の住宅地を、不動産屋の情報を頼りにマイクルの車で回った。

オックスフォード大学公園から歩いて二〜三分の閑静な住宅地に、一五〇年前に建てられた四階建ビクトリアンハウスの三階が売りに出ていた。家の前後に広々とした庭があり、大木が茂っていた。一目で気に入った。マイクルの友人が最近まで二階に住んでいてその家を熟知していたので、彼は強く勧めた。

もう一人買いたい人が先にいた。その人は持ち家を売ったお金で買うという。九六年当時イギリス経済は低迷を続け、住宅価格は底値がつき、何処に行っても「売り家」の看板ばかりが目だっていた。売れない。こちらは現金で払うと言ったものだから、商談はすぐに成立した。売買契約に関しては、マイクルの弁護士事務所が引き受けてくれることになった。三日の滞在で半日もかからない高額の買い物であった。もっとも契約が成立するにはほとんど夏までかかったが。

その年の夏休みは、オックスフォードの新居に落ち着くために全エネルギーを使った。物を購入すれば日本と同じで、翌日か、物によっては一週間もあれば配達されるのが当たり前と思っていたのが大きな誤算であった。何を注文しても二〜三週間から一カ月待ちは当たり前。ただベッドだけは例外で、「ベッドがないと、今夜立って寝なきゃならない」と無理を言い、その日の内に運んでもらった。

家の改造を依頼したスーとマイクルの友人の建築士ジョーンズは、夏は一カ月以上休暇を取る。秋からでないと仕事をしないと言う。私たちには夏休みしか自由な時間がない。それでも見積りだけは夏の終わりに送ってきた。

この辺りのビクトリアン建築の修復には、特殊な技術と知識が必要とみえて、ジョーンズは引っ張り凧だ。我がフラットの改装は一〜二年先になりそうだ。順番待ちの行列は、社会主義時代のソ連の専売特許と思っていたが、不況の時でさえ順番待ちのあるイギリスとは、旧ソ連以上に筋金入りの社会主義国であるに違いない。

「掃除をしたら駄目」と言い残してモスクワに行った夫がいない間に、いくら待っても来ないジョーンズに業を煮やして、壁天井に到るまで梯子に上って一人で大掃除をした。日本画のぼかしのテクニックで水拭きをすると、まるで塗りたての壁や天井のように明るく綺麗になった。どうだ、これが日本のテクニックだ。壁を塗り直す必要はなくなった。ただただ呆れるばかりの夫は、「本当に病気なの。ジョーンズがこれを見たら、ｍｅを雇いたいと言うよ、きっと」と言った。部屋が美しくなった分だけ私の手はリンパ浮腫で醜くなった。

九六年の春と夏は、まるで何かに憑かれたかのように私は逃げ出したい衝動に駆られていた。春は転移の恐れからオックスフォードへの逃避であった。夏は四〇代の若い乳がん仲間が転移と戦うけなげさからの逃避であった。抗がん剤の点滴治療を受けながら、たんたんと自分の運命を受け入れ一言も愚痴を言わない福田信子さん。乳がんの転移でスキルス性胃がんの断末魔の苦しみを耐えながら、人を安心させようと気配りする泉山トミ子さん。彼女たちの決然たる態度のいじらしさが私には耐えられなかった。

オックスフォードの生活の不便さと自分たちの行動の馬鹿らしさのエンドレスであることが、私にとっては救いであった。それにオックスフォードの旧友たちが、以前同様に私たち夫婦に優しかったことと、マイクルと下の息子のキムが私の料理を楽しみに待っていることが励みになった。彼らはスーの手作り料理が食べられなくなってからもう八年経っていた。

九月初旬、泉山トミ子さんから葉書が届いた。八月三〇日に退院したという。イギリスもいいでしょうが、早く無事に日本に帰ってきて欲しいとあった。もう今生では会えないと思っていた人が退院出来た。それだけで充分だった。私は逃げ出したはずの人達のもとへ、いそいそと帰る仕度をはじめた。

日本―オックスフォード間のファックス通信

翌年の九七年、私達夫婦は三月から半年間オックスフォードで暮らした。前年末に「うちが倒れてから、お父さん優しい優しいねん」と嬉しそうだった福田信子さんの気になる容態を、乳がん仲間がファックスや手紙で知らせてくれた。

大津典子様、　一九九七年四月二日

ご免下さい。お元気でいらっしゃいますか。イングランドに行かれて一カ月になりましたね。色々と大変でしたでしょうが、落ち着かれたでしょうか。日本は桜前線北へ北へと上がっております。丁度宇治あたりでしょうか。……

昨日、坂本様と福田様のお宅に寄せていただきました。彼女、この前大津様とご一緒にお逢いした時より、顔の腫れがひどく、目がうっとうしいとの事でした。足も腫れて、介護用のベッドを起こし、足を出し座っておられました。

この前、家の中で受話器を取ろうとして転《こ》け、胸の骨が折れ、暫くして痛くなり、警察病院にてギブスをして居られました。四月一七日頃取れると言って居られました。毎日ご主人の運転で通院されています。ちょっと勝れない日もあった様です。昨日はご機嫌が良いとの事でした。

今は水分も止められ、おそうめんを毎日食べてられる様です。ご主人に氷一カケラいただき、なめるのでなくすぐ噛むとの事、バリバリと音をたてられました。おいしそうに。

福田様の様ないい方がと思うと胸が一杯になります。最良の手当をなさってるのに残念な事です。私のツタないハーモニカ浜千鳥でおなぐさめさせていただきました。近況にて失礼。

楠田華子

私は楠田さんからのファックスを受け取ると、福田信子さん宛にFAX通信を書き始めたが、奥歯に物が挟まったような内容しか書けなかった。

福田信子様　一九九七年四月五日
オックスフォードに来て一カ月以上になります。三月はじめ、我が家の庭は言うに及ばず、どの家の庭や垣根にも、連翹《れんぎょう》がそのあざやかな黄色の花を咲かせ、庭の隅や大木の根のまわり、公園の歩道沿いには、紫、黄、白のクロッカスが、健気に小さな身丈を天に伸ばしていました。
まったく葉のない枝だけが風に揺れる大木と小さな花々、そして緑の芝生。常緑の木々と枯れた芝生という冬から初春の風景に慣れた日本人には、イギリスのそれは、少々奇妙に映ります。この違いが、単にイギリスと日本のというより、西洋と東洋との交わることのない相違点の一つなのだと思います。

連翹《れんぎょう》も散りはじめ、クロッカスはとっくに姿を消し、かわって咲き乱れていた水仙やヒヤシンスも、チューリップや他の可愛い花にとって代わられようとしています。そしてあちこちで満開だった桜も散りはじめました。

こんな静かなオックスフォードに日本人が住んだ証にと、私たちも庭に三本、桜の樹を植えました。二〇〜三〇年後の成長した桜を見ることはできませんが、見る人びとの心をなごませてくれるよう願っています。

ロシアでは、何をするにも暇がかかり、苛立つことの多い生活でした。しかしイギリスの生活も、ロシアと何ら変わりがないことに気付きました。例えば、家具を注文しても三週間から八週間かかります。スーパーの配達も早くて二週間です。

私たちが三月一日に来た時、四階建ての階段の絨緞敷き替えの最中でした。日本なら半日仕事です。しかし職人は、少し来ては二〜三段張り、散らけるだけ散らかして、それで終わり。結局二週間かかり、足の踏み場もないほど散らかして、後始末は一切なし。四階建て、五所帯の家ですが、現在住んでいるのは二軒だけ。仕方なく二〇センチばかりのほうきで私が四階分全部を掃除しました。その結果、手が腫れて、肩がこって、二〜三日ダウンでした。

ロシアとイギリスの職人は、働かない点では同じですが、一つ違う点は、ロシアでは賄賂を払えば、何でも事が済むということです。日本人にとって、賄賂の効かないイギリスより、ロシアの方がイライラの時期が短くて済みます。もっとも、ロシアでは、次から次へと問題が起こりますが……

明後日、四月七日に、オックスフォード在住の乳がん経験者の組織する「胸の友」という会に私は出席することになりました。その会のメンバーに電話をすると、すぐ会いに来てくれました。同じ痛みを持つ女たちは、国や言葉の違いなんかまったく問題にしません。

数日前、がん特集を二日に渡り、ＢＢＣテレビが放映しました。難しい状態の患者が、最後まで病気を自分の日常生活の一部として対処し、平然と行動する勇気には、さすが、ジョン・ブル魂と感心しました。そして信子さん御夫妻の姿がジョン・ブルと重なり、胸が熱くなりました。

アメリカとイギリスで同時に新しいがん治療を始めたようです。月曜日、「胸の友」の人たちに聞いてきます。そしてすぐ、お伝えします。でも何より大事なことは、気にしない、負けない心意気です。口だけは達者な「華の会」のメンバーは、その点では勝者です。

またお便りします。皆さんによろしく。

大津典子

信子さんに関する情報がここしばらくない。何となく不安になって五月七日、「華の会」の江藤恵子さんに電話をしてみた。

「いや〜偶然やわ。福田さんのことが気になって、藤本さんと今日お見舞いに行ってきたとこやねん。一カ月ほど前に寄せてもろた時は、福田さん、お孫さんを横に寝かせて嬉しそうにベッドに座ってはったんや。そやけどトイレに行く時は、ご主人が椅子にのせて押して連れて行ってはった。その時はもう足の骨にまで飛んでたんやて」。

「そやけど今日はもう起きられへんようになってはってな、落ち込んではった。身体全体が腫れてて、目を開いてんのもつらいんやて。寝返りを打つと目まいがするさかい、同じ方向にばっかり寝るのでそれもしんどいて言うてはった。おなかに水が溜まるさかい抜いてもらうとスッとするらしいんやけど」。

一瞬彼女の声が詰まった。「どうしたん」。「あんな、どう言うてええのかわからへんのやけど……、福田さんはほんまに苦しいらしいて、しんどい言うて壁を叩いてはったんやけど、急に藤本さんの手を掴んで、『お母さん、もうしんどい、殺して』て言わはってなあ。『そんなこと言わんと、頑張らなあかんやんか』と言うて握手して別れてきたんやけど、辛ろうてなあ。まだ手に暖かい感触が残ってるねん」。

二人にとっては辛くて切ない体験であった。一二年たった今でもその衝撃は忘れられないという。信子さんにしても、献身的に看病してくれる夫や家族にこれ以上心配をかけられない。それでも思いのたけ誰かにわがままを言ってみたい。そのはけ口が乳がん仲間の中でも一番甘えられる二人だったのである。
そしてその二日後の五月九日に、楠田さんからファックスが届いた。

今日は何とも悲しいお知らせをせねばなりません。五月九日午後五時三〇分、福田信子様がお亡くなりになりました。

連休には、ご家族で有馬温泉に行かれ、髪も洗ってもらわれ、ご機嫌良く帰られたそうですが、お疲れが出たのか、病状思わしくないとお聞きしていましたが、その後急変されたのでしょうか。

翌日の五月一〇日にも、楠田さんはファックスで信子さんのことを知らせてくれた。

血液検査の針が入る時、「痛い」が最後の言葉の様でした。食事が入らなくなったのも四日前位からで、お医者がもう家族の看護も限界ですよと言われる迄、本人さんの頑張りはもとより家族の方も頑張られたのかと思うと、福田様もお幸せだった様に思えます。

〈泉山トミ子さんからのファックス〉

お元気でいらっしゃいますか。イギリスの今頃は、まだ寒いでしょうか。お体の方はいかがですか。この春の日本はとても気候が良く、夏を思わせる気温が続いております。

色とりどりの華が咲き乱れる中、薫風と共に、福田さんは逝ってしまわれました。辛い時は、うんと我ままを言っていいのよって言ったのに、最後まで愚痴ひとつ言いませんでした。福田さんは、私の励みになってくれていたのに早すぎます。でも今度は私が皆の励みになるよう頑張ろうと思っています。「信子は観音様になりました」とご主人がごあいさつの時に言っておられました。最高の讃だと思いました。

ご心配をおかけしましたが、三週間の点滴を終え、これといった副作用もなく無事に退院できました。腫瘍マーカーの数値が高いため、今後は外来での点滴を月一回の回数で受ける予定です。先日四泊で東京方面へ旅行しましたが、体重がもどってないせいか、体力がなくて、やはり疲れました。

まりちゃんはこの月末、オランダに行かれるそうです。彼女は顔が丸々として、とても元気そうでした。ではまたお便りします。

泉山トミ子

昨年の夏、泉山トミ子さんを見舞った「華の会」の仲間は、信子さんよりトミ子さんの状態を危惧した。腫瘍マーカーが数百倍のトミ子さんが、日常に生き、信子さんを見送る結果になった。そして今度は自分が皆の励みになると言う。オックスフォードの医者に乳がんの再発を疑われ、診察予約を待つ不安定な状態にあった私には、信子さんのこともトミ子さんの言葉も重くのしかかり、ずっと気の晴れる時がなかった。

〈泉山トミ子さんからのファックス〉

九月一日

嬉しいお便り有難うございました。私も報告したい事が沢山あって、いつも文面を考えつぶやく毎日でした。ともかく病院の方、心配がないという事で、ほんとうに良かったですね。異国で具合が悪いとなると、とても不安になりますよね。安心しました。

六月二〇日、福田さんの四二日目のお参りに私達、華の会が招かれて行って参りました。他に二組のお友達のグループがおられました。まりちゃんはイタリア旅行中に足をケガされて見えておりませんでした。坂本さんは両ヒザの具合が悪くて歩行が困難そうでお気の毒です。

七月初めには、楠田さんのご主人がなくなられました。心臓の方で入院中だったのですが、死因は胃ガンの方らしいです。病院を変えたかったのにと楠田さんはとても悔やんでおりました。

七月末、まりちゃんが東京で作ってもらったという接着剤でとりつけるお乳を見せてもらいに、児子さん、藤本さん、と会いました。費用は五〇万円だそうです。皆会う度に大津さんが帰られたら、帰られたらと、大津さんが帰国される日を心待ちにしております。

私もお蔭様で抗がん剤の副作用がなく、いったい何を食べているんだ、と先生が驚いております。

夏休み話題の玉川温泉に一泊だけ行って来ました。何というか、治療の目的で全国から沢山の人が来られ、独特の雰囲気で、ホワンとした温泉旅行の気分では行けないような所でした。旅行のあと私も足の浮腫がひどかったのですが、血清アルブミンの点滴ですっかり治りました。

この文を書いている間にダイアナ元妃の訃報が入って来ました。チャールズ皇太子のお妃になられた時から、あの方の不幸がはじまっていたようでとてもショックです。お体お大事になさってください。お元気なお顔を見られる日をとても楽しみにしております。

泉山トミ子

命の鮒ずし

トミ子さんからの便りを読みながら、昨年の秋風が身に凍みる頃、福田信子さんのたっての希望で鮒《ふな》ずしを食べに行った時のことを思い出していた。夫の喜蔵氏が、京都駅のプラットフォームまで担ぐように信子さんを連れて来て、乳がん仲間が引き継いだ。

湖西線の高島町まで、このグループは賑やかな小母さん集団と化していた。乳がんの転移した信子さんとトミ子さんが特に楽しそうに声を弾ませていた。私たちが重病人の集団だと他の乗客の誰が疑ったであろうか。それでも両肩を支えてもらって、階段を一段一段下りる信子さんの足元の覚束なさは、病状の深刻さを物語っていた。その時信子さんの片方の肩を支えたのは、五月にスキルス性胃がんの手術を受けた泉山トミ子さんであった。

万葉の歌人たちが愛した高島町勝野の地に鮒ずしの老舗、喜多品《きたしな》はある。一六一九年（元和《げんな》五年）、伊勢の国上野の藩主、分部光信《わけべみつのぶ》が近江の国大溝《おおみぞ》藩に入封した時に、賄い方だった喜多品の祖先もその他の家来と共にこの地に移り住み、藩の台所を預かった。そして湖国伝来の鮒ずしの製法に工夫を重ねて商品化し、その秘伝は一七代目当主北村真一氏に受け継がれ、最近一八代目に引き継がれた。

伝統を遵守する喜多品の鮒ずしは、琵琶湖産の仁吾郎《にごろ》鮒に飯を詰める作業を繰り返し、一匹に合計三升の米を使って三年樽にねかせるという。その間の完全発酵が免疫力回復に効く究極の食品となる。信子さんはその事実を知っていた。喜多品の鮒ずしは彼女の義兄の好物で、注文をするのは彼女の役であったからだ。

喜多品のおかみは華の会の事情を知り、得意客の信子さんとの対面を喜んで、心から全員をもてなしてくれた。帰り際、信子さんは一〇万円以上も鮒ずしを購入した。主婦感覚の他のメンバーには驚きであったが、義兄や家族、あるいは商売柄、誰かへのお使いものにするのであろうと思っていた。

ところが夫の話によると、信子さんは誰にも渡さず、鮒ずし全てを冷凍保存した。そして毎日少しずつ「お父さん切って」と言って賞味した。数カ月かかって全部一人で平らげ、そして旅立って行ったと言う。「自分の最後の食料やと思てたんでっしゃろね」と彼は言った。信子さんが自分のためだけにした生涯ではじめての贅沢であった。

自分の人生の最後の舞台に、最高の発酵食品を自分で差し入れよう。鮒ずしの薄い一切れ一切れが、明日の舞台の活力となる。そしてがんとの闘いを舞う私の最後の舞台が、ロングランになりますように。信子さんはそう祈ったに違いない。

二　乳がんを生きる

京の蔭の舞い

「お前は六つも年下やさかい、俺の末期は見てくれよというたのに、先に逝ってしまいよりましたわ」と福田喜蔵氏は弱々しく切り出した。信子さん逝去の二年後、彼は妻の思い出を語ってくれた。

「仕事のこまごましたことは皆信子にまかせっきりでしたさかい、信子の記憶に頼った生活でした。なんというか、夫婦の呼吸だけでやってきたんですわ。そやさかいあいつが居んようになってしもて、ほんまに困りました。どうしても大事なことが思い出せん時は、信子出て来いとよう怒鳴りました」。

「先生にも、ご主人、いよいよ最後ですよ。何時何が起こってもおかしくないんですよと言われてましたさかい、私なりに覚悟はでけてましたけど、お前、もう死ぬんやし全部書いておいてくれへんけとも言えませんしね。とにかく、頭のええ女でした。脳みそだけは置いていってほしかったですわ」。

彼は妻の看病をするうちに、それが自分の天職のように思えてきて、最後まで妻と一緒にいようと決心した。「そやさかい、この三年で一生分の夫婦の会話がでけたと思てます。夫婦が五〇年かかっても味わえんものを味わわせてもろたと思てます。そやから、こうやったらよかったのにという思いがのうて、むしろ信子見ててくれよという気持ちが強いんです」と彼は遠くを見るように語った。

彼には夢があった。彼の兄は厳しい父のもとで着物刺繍の修業に耐え、一大境地に達していた。その伝統技術を兄の代で終わらせたくない。そのためには裏方を担う自分が芸術の生まれる環境作りをして継承者を育てたい。しかし完璧主義の職人である兄は、名工の例に漏れず弟子には厳しかった。弟子が叱られるたびに、「あんなきついこと言うてはっても、あんたのために言うてはるのやさかい、気にせんと頑張りや」と信子さんは蔭になってなぐさめた。

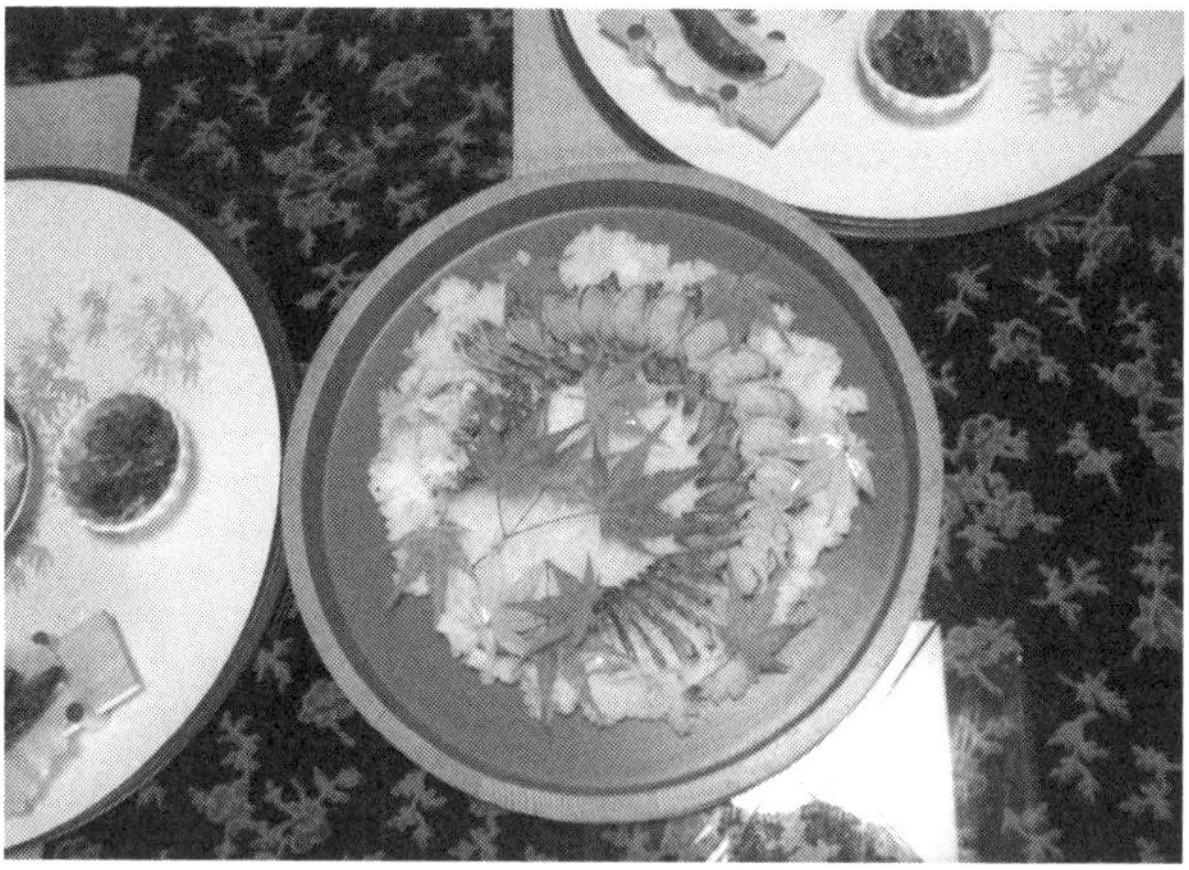

福田信子さんたちと食べた鮒ずし
（1996年11月、滋賀県高島町にて）

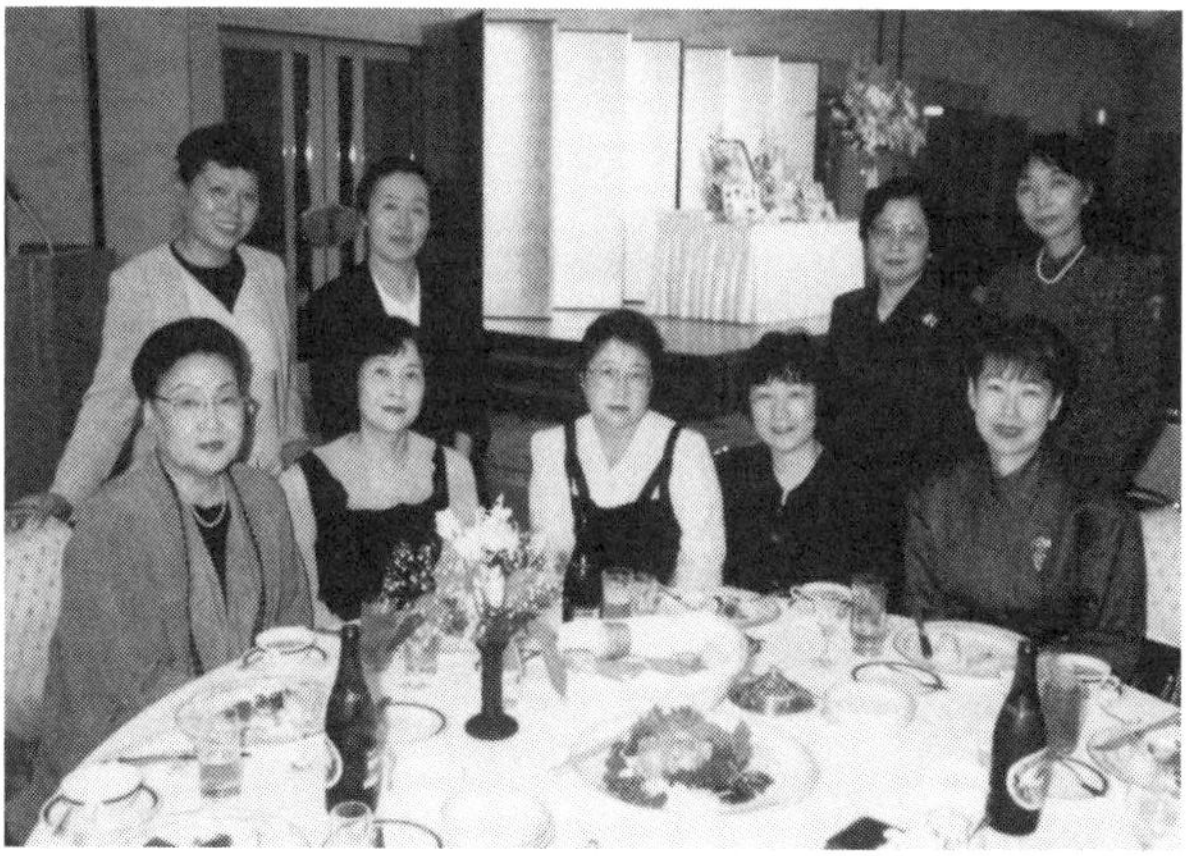

「華の会」のメンバーと、福田信子さんの一周忌
（1998年5月）

「それがなかったら、とっくに弟子は皆やめてますわ。信子の職人への気配りを知っていたさかい、嫁さんにまかしといたらちゃんとしよるという安心感があったんどすわ。信子は形に現れない貢献の要どした。こういうのを京都では京の蔭の舞いといいますねん。だらだらと伝統を踏襲するだけのぼんぼんや嬢ちゃんだけでは決定ができません。それが京都の甘えどす。そやけど、大阪育ちの信子は実行することで問題を解決していくんです。それで、めりはりのある早い決定ができるんです」。

「信子が死んでから、兄貴が人間国宝に選ばれたんです。僕に夢を描かせて、それを活かして、結果を見ずに逝きました。そやさかいええかっこしてと言われてもしかたないんどすけど、ほんまに仏に足向けて寝られんほど感謝してますねん。鮎を水槽で生かすには刺激を与えな生きていかれへんと言いますやろ。私はその鮎やったんですわ」。

信子さんはその鮎や子鮎にはもう刺激はいらない、立派に泳いでいけると悟ったのだろう。旅立ちの二カ月前に、子供たちと夫に感謝の気持ちを込めたメッセージを残していた。それには「お父さんと一緒になれて良かった」という言葉で結ばれていた。

一手先を読んだつもりだったけど

オックスフォード滞在中の私に何度もファックスで、福田信子さんの様子を知らせてくれたのは、乳がん仲間の中でも年配の楠田華子さんであった。夫と盤を挟んで一局構える穏やかな年金生活に幸せを感じていた六四歳のある日、胸のしこりに触れた。そして術後順調に体力も気力も回復しかけていた。

そんな折、夫が倒れ心臓バイパス手術を受けた。自分も乳腺クリニックに通いながら、自宅から遠く交通の便の悪い夫の病院へ毎日通うのは心身ともに疲れた。併発していた夫の胃がんが肝臓にまで転移して四回目の手術で体力が尽き、もとの元気な夫を取り戻したいという一心も虚しくついえた。「私の体がしんどくて、助けてあげられなかった」と言って華子さんは仲間の前で涙ぐんだ。

そしてやっと一人の生活にも慣れた乳がん手術から八年目の春のこと。今度は娘が四〇代の若さで乳がんを見つけた。一手先を読む女棋士にも娘の乳がんだけは読めなかった。私の負の遺伝子を引き継がせてごめんねと謝った。

がんを麗しく生きて

泉山トミ子さんは、退院時に医師から告げられた五年生存率が七三％と他の人より低いのが気になった。彼女の手術は全摘であるため、放射線治療の必要はなく、退院後は夫と男の子二人のいつもどおりの生活に戻った。

彼女はケロイド体質とかで、傷の縫合跡がみみずのように赤くぷくっと盛り上がっている。それを気にしてか夫には見せないし、夜休む間も絶対ブラジャーを外さないと言っていた。そのくせ乳がん仲間には傷跡を見せていた。

胃の調子が悪く背中が痛むことがあるので、胃カメラを飲んだが問題はなかった。乳がん仲間も胃が悪いとしょっちゅうこぼしていたので、彼女も抗がん剤の副作用のせいとばかり思い込んでいた。

乳がんの手術後ちょうど二年目。乳腺クリニックへの通院義務から解放されたというのに、食べ物が喉を通らなくなり、近くの医院で再度胃カメラ検査を受けた。医師は即座に設備の整った大病院への入院を薦め、夫を呼ぶように言った。夫の奔走ですぐに地元の成人病センターに入院できた。

少年のような純真な夫には、医師から聞かされた妻の病状を一人で背負うにはあまりにも重すぎた。会ったことはないが電話で声を聞いたり、妻との会話で知っていた乳がん仲間の私に、彼のやるせない妻への気持ちをファックスで訴えてきた。

ああトンちゃん、僕は君がいないと生きられない。今まで二人で苦労してきて、やっとこれからと先が見えて来たところなのに。ああトンちゃん、トンちゃん……

と言った内容で、およそ妻の病状をその仲間に知らせるというものではなかった。修士号を二つも持つ高学歴の夫の叫びに、私はトミ子さんがただならぬ状態であると推察した。

手術の結果はやはり信じられないものであった。「スキルス性胃がんで、胃が薄いスライスハム状になっていました。生存率は一〇%とのことでした」と電話で私に伝える彼女の夫の声は、ファックスの内容とは異なり落ち着いていた。胃と共に、脾臓《ひ》、膵臓《すい》、両方の卵巣も摘出された。

術後一〇日目に重湯が出た。思いのほか回復が早く、「点滴スタンドを押しながらトイレにも一人で行けるようになったのよ」と病院の公衆電話から報告してくれる彼女の声は弾んでいた。それから一カ月後、リンパ液を体外に排出するドレインが抜かれ、傷口が塞がれた。しかしリンパ液が逆流して腹部に溜まり、その結果、鼻からチューブを入れて液を出すことになった。それからの二カ月間は、チューブを鼻に入れたまま、点滴と輸血の暑い苦しい日々であった。保険の利かない抗がん剤の値段を考えると、苦しさは倍加されるように彼女には思えた。

八月に入り、彼女はあまりの苦しさにドレイン用のチューブを鼻から外してもらった。二カ月近く我慢しての我儘であった。何も食べられなく、ただコーヒーだけが喉を通ったが、点滴を続けていたので空腹は感じなかった。

「泉山さんも、もう三カ月半が過ぎましたね」。「ええ、先生、一度家に帰りたいんですけど」。「じゃあ、一度帰ってみますか」。九六年の五月八日に入院し、八月三〇日に退院した。トミ子さんはその日の内に自動車を運転して、家族のために食料品を買い込んだ。

そして台所に立ちながら、自分で買い物に行き、材料を選び、料理するという主婦なら当たり前の行為が、しかもこれまで何度となくそれから解放されたいと思っていたのに、これほどまでの充足感と安堵感を与えてくれるとは予想もしていなかった。思わず幸せの涙がこぼれた。塩辛さ以外の味覚が無いままに、家族の食事を作った。家族のために働けることがありがたかった。

腸の調子が良くなかった。一二月の検診の結果、子宮と大腸の間が繊維化しているという。外来で抗がん剤の投与を受けた。その年は下の息子の大学受験があり、入院なんかしていられなかった。

年が明けて、九七年の三月三一日。三週間連続で抗がん剤の二四時間点滴を受けるため、再度入院した。シスプラチン5Fを三クール、メトトレキサート、ロイコボリンを二クールであった。不思議と副作用はなかった。退院後は一日一回の座薬の抗がん剤を用いた。

八月、夫の運転で東北への旅に出た。夫の故郷青森と彼女の故郷秋田の実家を尋ね、年老いた母に会った。心の中では最後の親孝行のつもりであった。旅のあと体調を崩した。民間療法の薬も試してみたが体力は回復せず、ゆっくり走る車の風圧にも吹き飛ばされそうになるほどであった。腸の調子は相変わらずで、時と場所を選ばず水のような下痢が続いた。

九八年二月、久々に乳がん仲間が集まった。その会は乳がんに始まり、他の臓器に転移した四年にわたるトミ子さんのがんとの共存の日々を拝聴する会になった。スキルス性胃がんで生存率一〇%と宣告された彼女が、二年たっても美しく生きている。それだけでも仲間は嬉しかった。彼女の凛として生きる姿勢に仲間は荘厳にも似た麗しさを感じた。

四月、彼女は浜松の病院へ一人で出かけた。滋賀県から転勤したかっての主治医を訪ねての旅であった。もと主治医の診察を受け、彼女の病状を忌憚なく話して欲しいと頼んでみた。わざわざ自分を尋ねてくれた患者の熱意に、もと主治医は科学者として答えてくれた。

「貴女が今ここに居ることじたい、奇跡としか言いようがありません。あの時も貴女の最後の時間を家族と過ごさせてあげたくて、帰宅を認めたのです。ただ貴女にとって救いは、あれほど強い抗がん剤を服用しても、大した副作用がないのをみると、貴女には効くということです。だから調子が悪くなれば、またあの抗がん剤治療を受ければいいくらいに考えて、ゆっくり好きなことをして、一日一日を楽しんでください」。

トミ子さんは帰りの新幹線の中で、主治医の言葉を噛み締めて、「そうだったのか。じゃあ、私は生き延びられて、二年も得したのだわ」と思うと胸がスーッとした。あとはもらった命、一日でも長く楽しく……と。結果的に彼女はさらに一年得をした。

その頃から彼女は、「私もういいの、子供たちもそれぞれの道を歩き始めたし、主人も念願の資格を取ったし、私も家族には自分のできることはやったつもりだし、本当にもう思い残すことはないの」と言うようになった。私もういいのと言う時の表情には澄み切った穏やかさがあった。「福田さんが先に歩いて、すべてを示してくれた。私はただ、彼女の後を行くだけ」と彼女は静かに言った。

そうは言っても彼女は治療努力を続けた。私とイオン電気治療に行ったり、夫がブラジルから取り寄せてくれるアガリクスを飲んだりと代替治療にも努めた。免疫効果を高める食事には特に毎食気を使っていた。そしてセーターを編み、これまでどおりスカートや洋服を縫っておしゃれを楽しんだ。

治療に当たる医者は、自分のがん患者の生存率が高いと、西洋医学の勝利だと満足を覚えるだろう。しかし実際にがんを経験した生存者のほとんどは、医者には外科療法、放射線療法、化学療法による治療だけしか期待していない。

医者によって救われた身体の健康を少しでも長く維持し再発を予防するのは、患者本人の責任であるかのように思い込む傾向はとくに女性のがん体験者に多いようだ。そして家族に悪いと半ば罪の意識にも似た気持ちを抱きながら、それでも、自分のために家族のためにと、自分のやれる範囲での代替治療に懸命に励む。統合医療をめざす医学界の趨勢を、患者は先取りした形で命の限界に挑戦しているのだ。トミ子さんには治療の統合を自己の中で実現しようという努力がありありと見られ、それが、周囲の人間の心を動かしていた。

夫は夏期休暇を利用して、妻をスペイン旅行に誘った。腸が繊維化した状態だったので、トイレの困難をきたす旅であったが、そんな状態を承知の上で連れていってくれた夫の思いやりが、胸の痛くなるほど嬉しかった。

帰国後、調子は一段と悪くなった。それでも彼女は、居住地全域の下水道工事のついでに、台所の改造を思い立った。もっと便利な台所で腕をふるいたい。工事中ホテルに仮住まいし、新しい台所に立つ自分の姿に思いを馳せた。しかし残念なことに、彼女の夢はついに実現することはなかった。彼女はホテルから病院に運ばれた。

夫には仕事がある。子供たちも他府県に下宿していて親戚は東北と遠い。そんな彼女に、新興住宅地の友人たちは優しかった。毎日ローテーションを組み、交替で来てくれた。トミ子さんの一生の最後を支えたのは、地域の友人たちの献身であった。彼女も自然体で彼女たちに身を任せていた。地域協力の理想に包まれて、トミ子さんは五二年の麗しい生涯を閉じた。乳がん発症から、五年半の戦いであった。

「うち、乳がんでよかった」

「乳がんは一〇年経ったら卒業やて言わはりますけど、そんなことあらしません。私は一〇年目に肺に転移したんです」と当時一人だけ乳がんからの肺転移で入院していた隣室の患者さんから聞いていた。主治医からも、温存の場合は一〇年たってももう一方の乳房にしこりのできる場合があるから、常に自分でチェックするようにと忠告された。

京大病院放射線科の光森先生から、「他のがんの転移や再発は、早い場合は一年以内とかあるいは三年以内とか、大体五年以内に起こるのが普通で、それを生存曲線で表すと、数年間は激しく上下するけど、それを過ぎるとだいたい平行線を描いていくんやけどね。乳がんの場合はいつまでたっても平行にならない。僕の知っている患者さんなんか、一九年目に再発した人もいる。乳がんについては五年生存ではなく、一〇年生存率を議論するようになってきているくらいやからね」と教えてもらった。

乳がんは見つかった時には既に全身に散らばっている可能性の大きいがんで、全身病の要素が強いと言われている。日本の乳がん患者数は三〇年前の三倍に増え、二一世紀に入ってからは年間三万人以上を数え、そのうち九六〇〇人以上が亡くなっている。欧米の乳がんの死亡数は、罹患者の約半数であるのを考慮すれば、日本の乳がん治癒率は高い。それでもこの一〇年間だけで、四〇〜五〇人に一人といわれた日本の乳がん患者は、二二人に一人の割合にまで増え、欧米の一一人に一人という高い罹患率に急速に迫りつつある。とくに、この一〇年間の日本の乳がん患者の著しい増加は世界でも例がなく、憂慮すべき現象であるという。

この現象をどう解釈すればいいのだろう。乳がんは文明病というだけでは答えにならない。現代人は物質文明のもたらした豊かさと便利さを当たり前のことと享受してきた。がんになってはじめて、豊かさの代償に近代社会が犯した自然摂理の冒涜に、自らも加担していた事実に目覚める。がん患者に罪があるとすれば、それはまさに立ち止まって考えることなしに、豊かさを追求し続けたことであろう。「足ることを知る」という日本古来の知恵を、発展の過程に置き忘れてしまったのだ。豊かな国の増え続けるがん、それは貪欲という心の貧しさがもたらした流行り病であるとも言える。

今この状態から抜け出し、人間らしく生をまっとうするには、何が必要かを真摯に考える時である。それには若い時のジャンクフードに頼る不規則な食事や、ストレスの蓄積といった生活習慣を改め、各自が健康予防のための知識を高めることである。そのためには、専門家や行政によるオリエンテーションを義務教育の場で徹底させて、国民の健康管理意識の向上を図るしかない。

なぜなら、細胞の結集体である人間からがんはなくならないのに、二〇〇五年六月二八日にはじめて、これまで対立してきた日本がん治療学会と日本臨床腫瘍学会とが制度を一本化し、安全ながん治療を提供できる医師を育成し、抗がん剤などの薬物治療の専門医の育成に努めるという同意を取り付けたばかりで、がん治療体制に展望が見えるのは、何年先のことになるか分からないからである。

がん体験者にとって致命的なショックは、がんには根本的な治癒は無いと言われることである。たとえそうであっても、乳がん経験者は再発や転移をくい止めるために、健康な人の何倍も免疫力を回復する食事を工夫し、ストレスの回避に努め、乳がんに有効と言われる約一〇種類もの抗がん剤を味方にがんを乗り越えようと努力する。それは彼女たちが従来の外科療法、放射線療法、化学療法、新しい術前化学療法、免疫療法だけに頼るのではなく、自分にあったお金のかからない代替治療を積極的に取り入れ、二一世紀医学の理想、統合医療を先取りした形で現代医学の不足を補っているということである。

いとおしいおっぱいを失っても、乳がんを生きる女たちは逞しい。緩慢に迫り来る転移や死を常に意識しながら、限りある命を思いっきり生きようとする。自分のために、愛する者のために。

そして乳がんの仲間たちは、がんという苦しみの現場から生じるさまざまな問題に疑問を抱き、共に考え、答えを求め模索して乳がんを生きるうちに、自分の存在とは何なのか、自分にとって他の人はどういう意義を持つのかということにまで辿り着く。そして今生かされているということに感謝するようになり、少しずつ心が解放され自由になっていく。乳がんの肝臓転移を戦った良子さんが、亡くなる数日前に、土色の顔をほんのり赤らめ、穏やかな表情で、「うち、がんでよかった」と言った。ふとその言葉を思い出し、乳がんを生きる道は、解脱への道に続いているのかも知れないと考えた。

「大津先生」と言う声にふと我に返った。振り向くと、近所の親しい女性の弱々しい笑顔があった。その日は彼女が乳がんを宣告された日であった。そして一年に一度しか行かない私の一〇年目の診察日であった。

なんということだろう。複雑な思いで一〇年来変わることのない待合室で上半身をバスタオルに包んで順番を待っていると、年配の女性が診察室から戻ってきて大声で言った。「ああよかった。しこりとちごてよかったわ。今度また乳がんや言わはってももう取らしまへんえ。二つとものうなったら、あの世へ言った時にお父さんがあてのおっぱいに触らはって、あっ、これお前と違うて言わはったら、あてかなんさかいに」。お父さんも懐かしいけれど、しなびたあてのおっぱいのほうがもっと愛しい。狭い待合室は珍しく笑いに包まれた。

京都の小さな乳腺クリニックは、乳がんを生きる女たちにとって不安と緊張と安堵の入り混じる戦いの最前線である。

第三章　オックスフォードの女たち

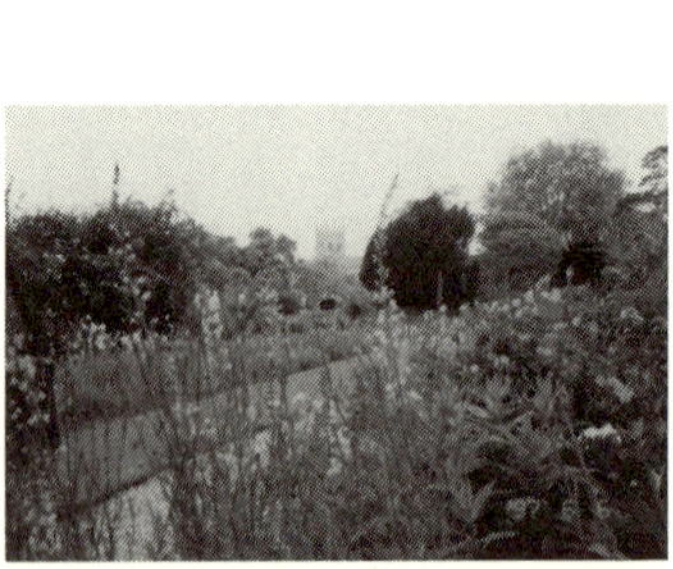
オックスフォードの初夏

一　イギリスの医療制度

パンク寸前のホームドクター制度

一九九七年三月から六カ月、夫の研究休暇をオックスフォードで過ごした。前年に購入したフラットに夜遅く到着すると、暖房のスイッチが入れてあり、台所のテーブルには花籠が置いてあった。そして「ノリコ、サダヨシ、お帰り」と、マイクルからのメッセージが添えられていた。

六カ月も滞在するのなら、ノリコは医者に登録した方がいいと夫の指導教授だったブルス夫妻が薦めた。それでレーナ夫人のホームドクターに登録した。先生の名前が気に入った。ドクター・シェイクスピア。

イギリスはホームドクター（家庭医）制度を採用している。イギリスだけで三万人弱のホームドクターが、国の運営する国民保健サービス、NHS（National Health Service）に所属し、イギリス各地に行政が施設した診療所に配属される。国民は居住地区の診療所医師の一人に登録し、病気になると必ず登録した医師の診察を受ける。これがホームドクター制度である。ホームドクターの診断と紹介がなければ、救急の場合を除いて独自に専門医や専門病院とコンタクトを取ることはできない。ちなみに家庭医一人に登録する患者数は平均一九〇〇人弱で、家庭医の収入は登録患者の数に応じて支払われる人頭報酬が基本になっている。

NHS制度は、全国民に医療サービスを無料で提供するという趣旨で、一九四八年労働党政権アトリー内閣のもとに発足した。揺り籠から墓場まで、一貫して国民を保護するという崇高なイギリスの社会政策の理念は、全世界の垂涎の的であった。国民は質の高い教育や医療が無料で受けられ、経費はすべて国費で賄われる。費用の心配のない国民皆保健制度である。

しかし高齢化が進み、医療技術の進歩や医療機器の高度化で経費が嵩《かさ》むのに、四〇年以上経っても治療費は無料のため、赤字で膨張した医療費が国庫を脅かすようになった。そこで政府は、一九九〇年に国民の医療費一部負担、国立病院の独立採算制、私費患者の受け入れなど有料部分を取り入れた。それでも、原則的に医療費は国家負担である。国民保健サービスの総費用は、二〇〇〇年で、約五三〇億ポンド（一〇・七億ポンドの患者負担は除く）で、国民総生産の五・六%に相当するという。現在でも、国民の八七%がNHSを利用していて、病気の治療を保証する個人保険に加入する人は一二%にしか過ぎない。

シェイクスピア先生は、私の胸の写真を撮り、病歴などを長々と聞いてデータをコンピューターに入れた。美しい女医さんであった。やっと触診に移り、手術した乳房の傷に触れるとすぐ顔をしかめ、「I'm not happy」と言った。生検の傷跡が固く触れるのだが、そこに再発の可能性があると言う。専門病院に紹介状を送るから、病院からの便りを待つようにと指示された。九七年三月二四日のことであった。

三月一日に日本を発つ前に乳腺クリニックで主治医の診察を受け、京大病院放射線科で骨シンチグラフィー検査の結果、問題なしと太鼓判を押されていた。絶対大丈夫のつもりでいたが、疑わしいと医者から言われると心が揺らぐ。辞退してもいいが、イギリスの医療現場を見る絶好の機会だ。恐さ半分好奇心半分で、有名な病院で診てもらう決心をした。

ジョン・ラドクリフ病院から届いた予約の診察日は、四月九日の午後二時一五分であった。乳がん再発を疑われ専門医に診てもらえるのは一七日後であった。こんなに早く診察してもらえるなんてラッキーとしか言いようがないと周りの人から言われた。

予約日は、病院から一方的に指定される。その日都合が悪ければ、前もってキャンセルしなければならない。患者側からキャンセルすると、次の予約日まで、また何カ月も待たなければならない。なにしろ医師が二〇〇〇人、看護師が八〇〇〇〇人ばかり恒常的に不足しているからというのがその理由である。

新聞の健康欄を見ていると、たとえ三カ月待ちでも、まだ短いほうだということが分かってくる。六カ月、一年、もう耐えられない。患者の不満解消のため、イギリス政府は、NHSの費用で、待機が一年以上の患者をフランスの病院に送って手術を受けさせている。フランスへ旅立つ松葉杖の患者の姿や、「フランスの病院の方が、食事も対応も良かった」という患者の談話を新聞やテレビが報じている。

例えば、老人性膝関節炎の場合、痛みを堪える期間が長すぎると、手術に成功しても歩行困難になるという。そうなる前に適切な処置を受けたい。そんな患者に一九九〇年のNHS制度一部改正のおかげで、国内で望みの叶う道が開けた。それは、医者に「NHSでなく、プライベートでお願いします」と言えばいいのだ。NHSの診療所には、一時的な処置を施すだけの簡単な医療設備しかない。診療所の外科医も手術となると、その地域の設備の整った大病院で執刀する。

関節炎の手術で、NHSを使うなら無料。ただし待ち時間は半年、一年以上と本人にとって無限にも等しい。プライベートなら、九七年当時で、八〇〇〇ポンド（約一六〇万円）だったと手術を受けた人から聞いた。その代わり、待ち時間は二〜三週間ですむ。同じ病院で、同じ器具を使い、同じ医者が執刀するのだけれども。

ラドクリフ病院の待合室

私に送られてきた病院からの手紙には、予約カードのほかに、ラドクリフ、チャーチル両病院の案内書ともう一枚、夫やパートナー、友人の同伴を促す手紙が同封されていた。自己確立のできた大人の国なのにと不思議な気がした。

四月九日、ラドクリフ病院の青色の外来患者待合室に行った。病院の正面を入って左手に行くと青色、右手は赤色で、赤は産科婦人科専用病棟である。その広さに驚いた。開放的なフロアーのまん中を待合い場所に取り、その周りに各科の医師の診察室が並ぶ。同じフロアーで病理を含めた全科の診察が可能な設計であった。まさに医療現場の理想を実現した形の病院で、これなら、外科の医師が内科の医師と連絡を取り合いながら診断出来る。病院の待合室特有の閉塞感はない。家族連れ、パートナー連れが圧倒的に多く、子供たちが広い空間をはしゃぎ回り賑やかであった。

その日の午後は、乳がん患者だけの診察日であったらしい。病院の待ち時間の長さは、三時間待ちの五分診療の日本だけかと思っていたが、日時指定全予約制のこの病院でも、一時間二時間の待ちは当たり前に気付いた。そして、「ただ今一時間四〇分待ち」とか「二時間待ち」と手書きの紙が壁に貼られる。何のための予約なのかと言いたくなる。女たちは皆いらいらを隠せない。隣席の人に話しかけるのもはばかられた。無益に待つよりはと思って、壁に貼られたがんやその他の病気に関する説明書を読んだ。

一つ目を惹いたのは、頭を青々と丸刈りにした女性が多いということだった。格好がいい。そういうスタイルが流行なのかなと思ったが、よく考えてみると化学療法による脱毛を先取りして、敗北感を克服しようとしているのだ。なるほどと、イギリス女性の前向きな姿勢に感心した。

診察

やっと私の名が呼ばれた。担当はドクター・アッシュワース。英語は分かるかと尋ねられた。そう言えば、インド人やアラブ人のために病院側が通訳を用意している。廊下にもヒンディーやアラブ語、中国語の説明書が貼られている。しかし日本語はない。やっぱり日本はマイナーな国なんだと思った。それとも援助を必要としない大人の国なのかな。

日本での乳がんの手術、その後の治療の経緯を詳しく話した。ついでに、再発の疑いがかけられているが、日本の専門医のチェック済みだから大丈夫だと思うとつけ加えた。イギリス医療に組み込まれる直前の身構えであった。

この女医もシェイクスピア先生と同じく、生検の傷跡の固さに「unhappy」だと言う。私の場合、原発腫が乳房の一番深いところにできていた。そのため生検時の縫合は、深層部から表皮にまで及んでいる。その縫合部分が上から触れると固い。

京大病院放射線科の光森先生の話によると、外国では、腫瘍部分をくり抜くような形で生検をする。そしてその部分を縫合しないで自然治癒に委ねる。だからその部分は表皮から触れると円形に窪んだ空洞のようで柔らかいとのことであった。この事実は後から教えてもらったことで、手術方法の違いを知らなかった当時、専門医に「unhappy」だと言われて本当に不安だった。「マンモグラフィーでは問題なしですが、一応検査をしてみましょう」と言って、アッシュワース先生は傷跡の固い部分に注射器を突き刺した。痛かった。その後何カ月も痛かったし、その部分は少し空気が抜けたようにへこんで、せっかく形の美しかった温存の乳房が完璧でなくなった。

少し待つだけですぐ結果が出た。やはり病理も一体となっている病院の結果は早い。日本なら数日から一週間待ちである。問題はないと言う。それでもやはり医師としてひっかかるし、調べてみたいので、手術をさせてくれないかと言われた。日本の手術に前から興味があったが、何しろ日本の女性、とくに主婦は言葉が通じないためこれまで治療が出来なかったと先生は言う。実験台になってまた痛い目に会うのは御免だ。「本当に手術が必要なら日本に帰ります。短期滞在の日本人が、イギリスの病院にご迷惑をおかけするのは心苦しいですから」と丁重にお断りした。「それでは、MRIでもっとよく調べてからにしましょう」と先生は言った。そしてリンパ浮腫の治療が受けられるように手続きをしてくれた。それが私には最高の成果であった。素敵な感じの女医さんであった。乳がんや子宮がんなど女性特有の病気に悩む時、女医に巡り会うとほっとする。日本でも女性の専門医がもっと増えて、女性患者の訴えを聞いてくれたらどんなにいいだろう。

待合室に居ると、医師が診察室を出たり入ったりするのに気付いた。日本の医師は診察室に座ったきりで、看護師がカルテを持って診察室を出入りする。しかしイギリスでは、医師が診断結果を記入すると、次の診察室へ自ら持って行く。ラドクリフ病院では、各専門医が他の分野の専門医と相互に連絡を取り合いながら総合的に診断を下すため、医師がカルテを持ち歩くことになる。その結果予約時間を守るのは難しくなる。待ち時間の長い理由が理解できた頃にその日の私の診察は終了した。

二　オックスフォードの乳がんの友

「胸の友」の会

オックスフォード市の保健課に電話して、乳がん患者のグループもしくはその支援グループがあるかどうか尋ねてみた。チャーチル病院のがん病棟にオフィスがあるから、そういう情報はそこで聞くようにと教えられた。そこで、「胸の友」という乳がん経験者のグループを紹介され、リーダーのルー・カーティスさんと連絡がとれた。

ルーはすぐ車で来てくれた。彼女も九四年に手術を受けた。入院中にがんに伴う不安や孤独感は一人自分だけのものではないことを知り、他の乳がん患者たちとの絆を深めたいと願うようになった。そして、一九九一年に二人の乳がん患者が始めた「胸の友」という患者の会に入会した。会はチャーチル病院がん病棟の外来患者の待合室を集会場所として使用する許可を得ていた。

毎月第一月曜日、一時三〇分から四時まで「胸の友」の会合が開かれる。乳がん経験者なら誰でも参加出来る。大きなクッキー缶が回ってきて、一人一回五〇ペンスの参加費を入れる。当番がクッキーと紅茶かコーヒーの注文を取って病院内の売店から買って来てくれる。

京都でも乳がん経験者で作る各グループは、お互いの心を癒すためによく集まる。しかし大病の後だけに気前がよくなり、中には豪華に一流料亭にくりだすグループもある。私の所属する「華の会」は、主婦や年金生活者の懐を考慮して質素である。それでも一回、二〜三千円は必要だ。しかし「胸の友」の会の質素さには度肝を抜かれる思いであった。さすが経済観念の発達しすぎたイギリス人。参加費は一回五〇ペンス、一〇〇円弱である。一回のお茶の実費はせいぜい二〇ペンス。五〇ペンスでも十分採算が取れる。

「華の会」なら、年長の藤本笑子さんなんか、毎回懐紙まで持参しお菓子を皆に配ってくれる。福田信子さんも、京都の銘菓をきまって皆に配っていた。誰も皆、仲間を楽しませようとする。しかしここは英国。何か特別に持って来ようものなら、「何のために」と質問されかねない。

それでも不思議なものである。新しい建物、ゆったりとくつろげるソファー、天井までガラス張りの多面体の窓。その向こうの広い芝生、色とりどりに咲き乱れる花を眺めながら、ゆっくりティーバッグのお茶を飲んでいると、まるでお伽の国へでも誘われたようなゆったりした気分になる。ここががん病棟の待合室であるとはいささかも感じさせない。チャーチル病院のがん患者への心憎いばかりの配慮である。

「胸の友」の構成員も「華の会」と同じで、ほとんどが主婦であったが、未亡人が多く、教師や看護師、就学前の子供を抱えた若い女性もいた。日本の乳がん患者と違い、乳がん手術を機に仕事をやめる人が多かった。これまでの収入と引き換えに失った時間を取り戻し、自由の中に身を置いて、限りある自分の命を見つめ直したいというのであろう。

教会――助け合いを祈りで繋いで

未亡人たちはこぞって、一人住まいの六〇代、七〇代である。皆自立心が強く、子供があっても頼ろうとはしない。オックスフォードという知的環境のせいか、子供たちも、ロンドンや海外で働いている場合が多く、術後の母親をひんぱんに見舞うことはできない。

入院中は病院が患者の面倒を見る。しかし、よほどの重体でないかぎり、月曜日に入院し、火曜日に手術を受け、金曜日には退院というのが決まりになっている。なぜなら、土曜と日曜はドクターの休日だからだ。そんなに早く病院を出されて、リンパ液の排出は大丈夫なのか、また一人でどうやって身の回りのことをするのだろう、と気がかりだった。

しかし、マーガレット・マックログリーさんの一言で理解できた。「私のしんどい間、毎日教会の仲間の誰かが来て、掃除から洗濯、買い物、食事の支度まで、全部助けてくれた。今度は私がお返しする番よ」。マーガレットは熱心な英国教会の信者で、セント・キャサリン大学のスタッフだった夫亡きあと、教会の役員として多くの時間を所属教会で過ごしている。京都の町中の老女が、近くのお寺さんに集まっているのとどことなく似通っている。

マーガレットに誘われて、五五歳以上なら受講資格のある老人大学に参加して驚いた。オックスフォード在住の錚々《そうそう》たる退職組教授が市の援助で借りた教会のホールで、質の高い講義をしている。日本の大学の教養の講義よりはるかに内容が充実していて、受講生の態度も熱心である。

講義の後は、お茶とケーキやサンドウィッチをつまみながら、議論を続ける男性あり、久方ぶりの再会に話に夢中の女性ありで賑やかであった。少し鈍りかけた脳の活性化にはまたとない機会である。そういう場合の中心的役割を果たしたり、場所を提供したりするのが教会であり、教会を媒体とする人間関係が、まだこの町には息づいている。ここでは、信仰が人間の絆なのである。

乳がんなんかなんでもない

「胸の友」の集会のたびに、マーガレットは、まったく方向違いの私のフラットまで、車で迎えに来てくれた。彼女の教会が私の所からすぐだからいいと言う。私を拾い、シビルを拾い、マーガレットの家のすぐ近くのチャーチル病院に向かうのがお決まりのコースだった。マーガレット自身、手術して一年にもならないから身体がしんどくて、放射線治療の後だけに、彼女の胸は真っ赤な石炭が燃える汽缶庫のようだと笑っていた。

マーガレットは、シビルを家から連れ出し車に乗せる間、一人でシビルを介護し私には手伝わせなかった。シビルは歩行困難で、病院が貸してくれた鉄製の輪になった歩行器にすがって生活していた。それでも盲目の夫の面倒を見ていた。

シビルは九六年の一〇月に乳がん手術を受けた。二カ月ばかりたったある朝、二階から降りようとして足がもつれ階下に落ちた。脳卒中であった。それからの生活は地獄だったが、歩行器のおかげでなんとか日常をこなせるまでに回復した。夫のためにと彼女は奮起したのだ。外出のままならないシビルをマーガレットは自分の車で助け、教会仲間から受けた親切をシビルにお返ししている。

六月第一週目の「胸の友」の会合は、シビルが中心のトーカーであった。彼女の英語は典型的なコックニー（ロンドンの下町言葉）で、私には全部理解できなかったが、「脳卒中にくらべたら、乳がんなんかなんでもない」と彼女が二度繰り返して言ったのにはハッと胸を突かれた。同じ乳がん経験者の口からそう言われると、肩のあたりが軽くなるのを覚えた。

余談になるが、それから五年経った京都でのこと。ある朝ベッドから起きた私は平衡感覚を失い、脳外科でMRIの検査を受けた。脳に異状はなかったが、脳のMRI検査は初めてだというと、「乳がんを患っていて、脳のMRIを一度も受けたことがないなんて信じられません」と医師は言った。

その際乳がんなんかなんでもないと言うつもりで、シビルの脳卒中の話をすると、その医師は、「脳卒中なんて、ちっとも不思議ではありませんよ。乳がんの放射線治療の時、洩れた放射線が脳に行く血管に当たり、その部分に軽い閉塞が起こり、それが脳卒中の原因になる場合もあるのです。その人の場合は、放射線治療から脳卒中までの間が短いですから、充分その可能性も考えられますね」という意味の説明をしてくれた。なるほど。シビルは脳卒中の原因を考えたことがあるのだろうか。乳がんすらまったく知らない女性が圧倒的に多い中で。

乳がんの詩

四月七日は私にとって最初の「胸の友」の会合であった。その時、ジェニー・ルイスというオックスフォード在住の女流詩人でジャーナリストが、『私がアマゾンになった時』という題の詩集を出版した。一〇日夜七時から、彼女の朗読会が同じチャーチル病院であるから来ないかと誘われた。夜は主婦にとって外出しにくい時間であり、しかも、会員の家はほとんどがオックスフォード郊外にある。聴衆は五人だけであった。

詩の内容は、ジェニー・ルイスさんの右乳房全摘の宿命を、アマゾン女族の伝説と重ね合わせたものであった。アマゾンとは、ギリシア神話に登場する勇猛果敢な女戦士の集団で、古代コーカサスや黒海沿岸に住み、戦争、狩猟を生業としていた。彼女たちは弓を射るのに邪魔にならないよう右の乳房を切り取っていたと伝えられている。アマゾンとは、ギリシャ語の amazos、a (without) +mazos (breast)、乳房のない、が語源であると言うのが通説になっている。

自らアマゾンの女戦士と勇んでみても、乳がん、しかも全摘を宣告されたくだりや、術後ベッドの側に居て欲しい男性は家族のもとに帰って行くというくだりは、聞き手の心を切なくさせた。聞き手が切ないくだりになると、彼女も涙を流し声を詰まらせていた。アフリカ人男性の打つドラムの緩急が彼女の感情に抑揚をつけた。友人のティンカー・マザーさんの描いたバックの絵には、切断されたおっぱいが空中に舞っていた。

ティンカー・マザーさんも乳がん経験者である。「こんな大げさなタイトルでなく、私はごく自然な感情で、『何故私が？』という詩を発表したのよ」と私の耳元でそっと呟いた。彼女は絵だけでなく、筆も立つらしい。

聴衆は少ないが、その分、出演者たちと膝を交えて話しあえた。主催者側の病院もはじめからそれを計算に入れてか、小さい空間を提供していた。参加費用は一人二ポンド（約四〇〇円）。オックスフォードはがん患者も知的な贅沢が楽しめる町であり、がんを隠す必要のない社会である。

女たちの不満

ほとんどのメンバーは、乳がん手術のあと疲労感に支配され、だるくて困ったことや、手術に関するテレビ番組が見られなくなったなどと話している。皆に共通の不満は、ある男性医師の患者に対する態度にあった。

がんかどうか結果を待つ女たちは、胸の張り裂けんばかりの思いでいる。電話が鳴る。その医師は「貴女がんでしたよ。よかったですね」と言わんばかりの無神経な言い方をする。それも決まって家族団欒の最中にかけてくる。皆が楽しんでいる雰囲気の中でどう伝えたらいいのか、また、自分の動転する気持ちをどう抑制したらいいのか途方に暮れると言う。

またその医師は、入院中にも患者に無神経な接し方をする。運悪くその医者に当たった女たちは、「絶対彼をオックスフォードで治療できないようにしてやる」と息巻いていた。その話で思い出したことがある。私の三〇年近くになる友人で、日本人だが英国籍の夫妻がサリー州（ロンドンの南）にいる。奥さんが胆嚢炎の疑いで入院し、精密検査の結果をベッドで待っていた。大部屋は満床であった。彼女の主治医が病室の入口に現れ、奥のベッドの彼女に向かって叫んだ。「山本さん、貴女がんでしたよ」。あまりの無神経さに、「サンキュウと怒鳴ってやったわよ」と彼女は怒っていた。どの国もドクハラの問題は根深い。

リンパ・マッサージ

五月の例会以前にリンパ・マッサージをしてくれる人をルーが紹介してくれた。その人の名はケイトさん。ケイトさんは、チャーチル病院でボランティアー活動をしている間に、リンパ浮腫で困っている人が多いのを知った。私にもこれなら出来る。

そこで、オーストリアにあるリンパ・マッサージ師の養成学校に行き、免許を取った。イギリスにはまだその養成所はない（九七年当時）。ケイトさんはチャーチル病院でボランティアーとしてマッサージをしながら要領を覚え、ウッドストック通りにある閑静な自宅の二階で個人診療所を始めた。口伝えで患者は増える一方である。三〇分で二五ポンドであった。

私の腕のリンパ浮腫はじょじょに進んでいる。物をしょっちゅう落すので、スーパーの棚の商

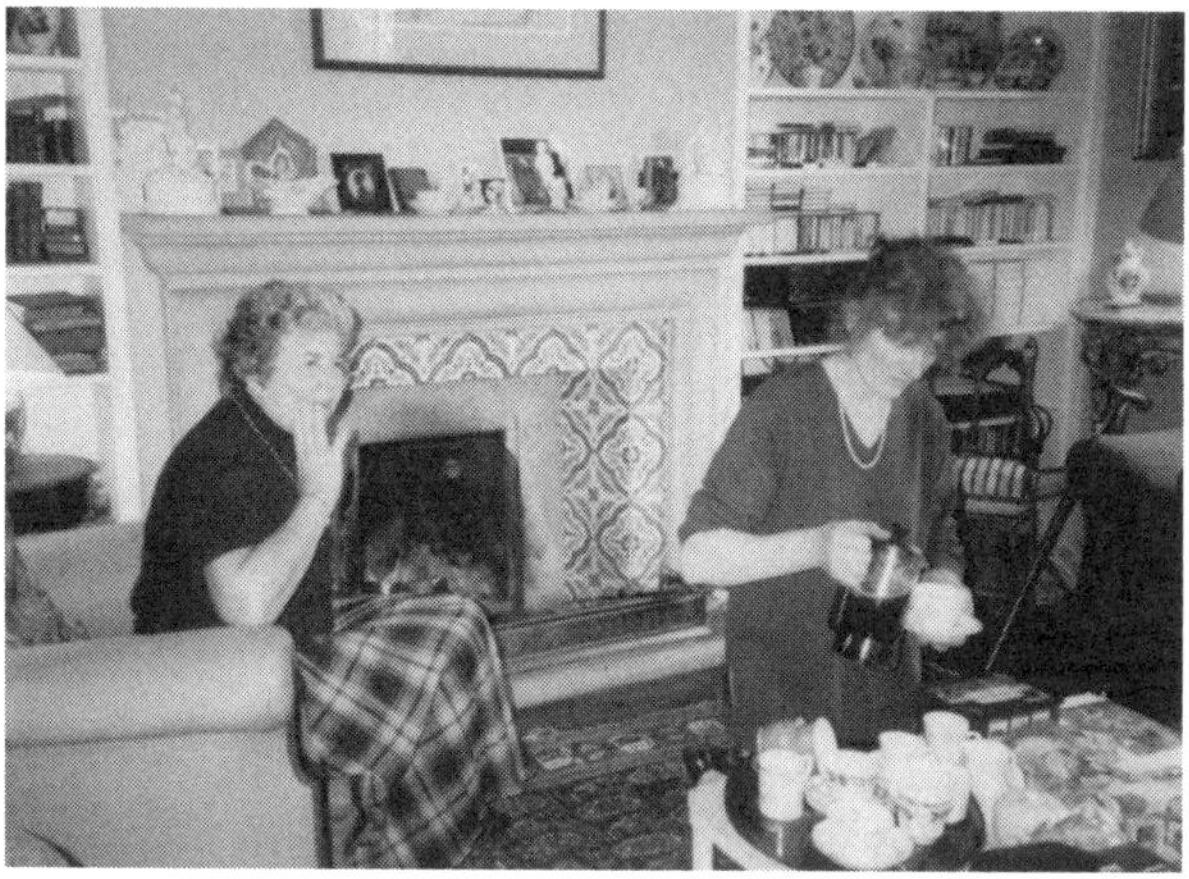

皆にお茶をふるまうルー
（1997年5月、オックスフォードにて）

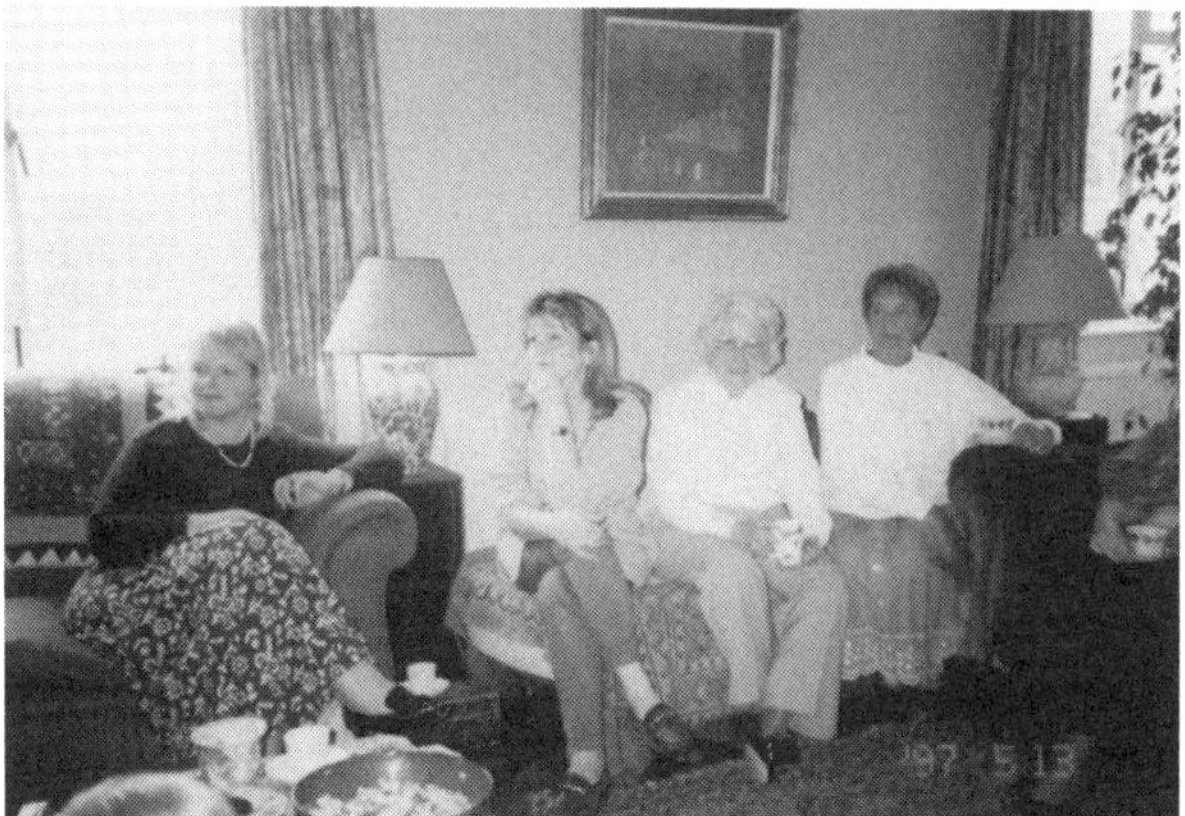

ルーの家でくつろぐ「胸の友」の会の仲間たち
（同上）

品を手にとって見るなんてことはしない。夫は包丁をすぐ片付けてしまう。足の上に落したら大変だと言う。

柔らかい手がリンパ浮腫にはたまらなく効く。マッサージのあと、流れの良くなったリンパ浮腫を抑えるため、包帯で巻いてくれる。包帯もすべてドイツから取り寄せた製品である。オックスフォード滞在中は二週に一度彼女のもとに通った。

「胸の友」の会員には、両方の乳房にがんができ、両腕がこれ以上腫れたら破裂するのではないかと思うほど重症の女性がいた。病院もマッサージをしてくれるが、一カ月か二カ月に一度あったらいい方で、一回一五分位だと言う。私のリンパ浮腫治療の予約は四月九日に手続きしたが、治療日は六月一七日だから、彼女のもどかしさは想像がつく。低所得階層の彼女には個人マッサージを受ける余裕はない。もしあっても、イギリス人は無料のNHS制度だけに頼ろうとする。

イングリッシュ・ガーデンの蔭で

イギリスの五月は美しい。長い冬の間、川の対岸や家と家との間の大木は、枝ばかりが縦横に垂れ下がり、すかすかの状態で、どこもかも、周りは透けて見える。三月の黄緑の芽吹きがまるで点描画のような印象を醸し出したなと思いながら、四月の雨の肌寒さに耐えていると、ある日突然、木々はいっせいに緑に変わり、花が咲き乱れ大気は緑の精気でむせかえる。そしてお向かいの家や、川の向こう岸が緑に遮られて見えなくなってしまう。それがイギリスの五月である。

五月の「胸の友」の例会は、ルーの家で行なわれた。彼女の家はオックスフォード駅から一駅ロンドン寄りの、ラドレーという小さな村落にある。オックスフォード州アビンドン行政区に属する。アビンドンは鉄道が敷かれるまで、州庁の所在地であった。鉄道が迂回したため寂れてしまったが、そのおかげで中世の面影をほんの少しだけ残している。

イギリスの観光名所コッツウォルドも、鉄道から外れた村はこぞってお伽の国の美しさを保っている。不便さのおかげで、不毛の地のコッツウォルドも、地元財源の八〇％を観光資源だけに頼っていられる。もっともアビンドンはオックスフォード市街に近いだけに、近代化の波に洗われているが……。

ルーの家は、起伏の多い地形の丘の下に巣食うような集落の中で、ひときわ大きい。一五〇年前からの農家だという。厩《うまや》などはそのままで、台所の竈《かまど》は、ルーの先代、先々代が使っていたものである。エネルギーは薪や石炭からガスに変わっているが、ルーは鉄とレンガ造りの竈を固守し続けている。

広い居間は、芝生に続く。薪の燃える暖炉の部屋にくつろぐと、百年ほどタイムスリップしたような感覚を覚える。「胸の友」の会員たちは、タモキシフェンの副作用など、乳がんの話をしていたかと思うといつしか庭の手入れ、花の話に夢中になっていく。ほとんどが郊外に住んでいて、日本人憧れのイングリッシュ・ガーデンの担い手たちだ。

庭の手入れで恐ろしいのは、バラやその他の花のトゲが刺さること。そしてバクテリア一杯の土との戦いである。手を守るための分厚い手袋を離さない。トゲが刺さったり、細菌が指先から入ると、腕や手に紅斑点が広がり、腕が腫れて熱が出る蜂窩織炎《ほうかしきえん》という病気になる。点滴を続けたり、入院しなければならないケースもある。そしてその度に腕の浮腫は大きくなる。乳がんを患った後は庭仕事が危険であるのは承知だが、イギリスの女たちには庭いじりはやめられない。美しいイングリッシュ・ガーデンの影に、女たちの楽しみの苦闘がある。

三 イギリスの放射能汚染

グリーナム・コモン

イギリスは、汚染肉、核廃棄物不法投棄、不法移民流入、教育現場の荒廃、青少年の薬物使用、医療ミスなど、社会問題の続出で、送電線から洩れる微量の放射線なんか問題にもならない。その他に、テロ対策、移民間の対立など、大英帝国の植民地支配の付けだけでも現在のイギリス国民が払わされている経済的精神的負担は大きい。地理的条件とその歴史から、イギリスの抱える問題は、数の多さと複雑さの点で、同じ島国日本の問題とは比較にならない。

イギリス国防省は、わが国には核兵器による事故は一度もないと四四年間断言し続けて来たが、「面目を失う時が来た」と『ガーディアン』紙はスッパ抜いた。九七年、政権が保守から労働党に移り、やっと政府は核爆弾事故の件で嘘をついていたことを認めた。すでに五〇年代、六〇年代にイギリス空軍及びアメリカ駐留軍が基地内で核爆発事故を起こしていたのだ。

八〇年代初めから、グリーナム・コモン米軍基地で、イギリスの女たちが反核運動を展開した。人間の鎖で基地を囲むなど、ここから二〇世紀後半の新しいかたちの抗議運動が世界に広がっていった。その運動の趣旨は、オックスフォード州の南、バークシャー州にあるグリーナム・コモン米軍基地に、巡航ミサイルのトマホークが搬入されることへの女たちの抗議であった。

巡航ミサイルが核弾頭を搭載すると、その威力は、広島型原爆の五〇倍。それならイギリス西南部のウェルズ地方もミサイル一基の爆発で汚染されてしまう。「子供たちに未来を」と、主婦が子供連れで立ち上がり、ウェルズ地方のカーディフから、ニューベリー郊外のグリーナム・コモン米軍基地まで数日かけて徒歩で抗議デモをしたのが発端であった。

九六年八月一二日の『ガーディアン』紙は語る。ケイプウェル夫妻は、八六年、女たちの抗議運動は知っていたが、ニューベリーに越して来た。ニューベリーは中産階級の住む保守基盤の町である。住民は自警団を結成して騎馬隊警官に協力し、何年も基地周辺に座り込んでいる女たちを排除しようとしていた。

移り住んでから七年目の九三年六月、夫妻の一六歳の娘アンが身体の不調を訴えた。最初は医者もウィルスによるものと高を括っていたが、血液検査の結果、白血病であることが分かった。一回目の化学療法は失敗だった。八月、二回目の化学療法で悪化し、錯乱状態のうちに少女は息を引き取った。

七カ月後、アンの友達も同じ病気で亡くなった。その事実に驚いた両親は少し調べてみた。するとニューベリーだけで九〇年代の六年間に白血病で一〇人の子供が命を失っている。その内八人は、グリーナムの丘からなま暖かい風の吹く風下の地区に住む夫妻の家から、二〇〇ヤード以内の家に住んでいたことが分かった。二人はニューベリーが子供の白血病多発地帯という噂の根拠を突き止めた思いであった。

そして九六年になって初めて、政府機関に属する科学者が反核団体のCND（核兵器廃絶運動）に洩らした情報で、五八年二月にグリーナム基地で、核兵器を搭載した軍用機が火災を起こした事実が明るみにでた。しかしそれ以前の五七年八月にも、ウラニウムを垂れ流したというのである。それも、アメリカ当局は、常に原子爆弾は搭載していないと繰り返し公式発表していたにもかかわらずである。

イギリス政府もアメリカ軍も、事実関係を認めたという話は聞かない。二〇〇三年三月のイラク侵攻は、両政府が認めるはずのない関係であることの証だ。たとえ認めたとしても、核兵器の火災やウラニウムの大気流出と白血病との因果関係を実証するには、さらなる政治闘争が必要であることは、日本の水俣病闘争の歴史が証明している。

家々の庭に咲き乱れる花が、道行く人の心を和ませるニューベリー郊外にも、こんな悲劇が進行している。広島長崎の子供たちも、ニューベリーの子供たちも、チェルノブイリの子供たちも、湾岸戦争時に使われた劣化ウランが原因でがんに蝕まれたイラクの子供たちも、国家の論理の犠牲者である。

送電線

「胸の友」の会の現在のリーダーがアビンドン在住のルー・カーティスさんであるためか、メンバーにはアビンドンの女性が多い。多分単純な偶然が重なっただけだと思う。でもひっかかる。アビンドンには乳がんが多いという情報もあるからだ。

病院の乳がん患者の待合室の壁には、乳がんの発見の仕方や治療方法、食事療法などに関するさまざまな内容の情報が貼ってある。その中で特に私の注目を惹いたのは、高圧の送電線に関するものであった。送電線の出す放射線量は、自然界から来る放射線量に比べて遙《はるか》に高い。従って、その真下に住むのは危険である。人家がなくても、その下で育った麦などは汚染されているし、その下の牧草を食べ続ける牛のミルクにも放射線の残留濃度が見られるという内容のものであった。

それを読んで、はたとディドコットの火力発電所を思った。オックスフォードの電力はこの火力発電所から送電されている。アビンドンの隣町のカラムに近い。ロンドンから汽車でオックスフォードに近づくと、にょきっと大きな火力発電のタンクからいつも煙が出ているのが目に入る。それが左手に見えたら、乗客は降りる用意をするから見逃すはずはない。

その家が重要文化財に指定されている友人が、カラムに住んでいる。以前彼女から来た手紙に、オックスフォードの人口増加に伴う電力不足を補うため、ディドコットの発電所が増設される。そうなると大気や健康への汚染は免れない。そのため反対運動を起こし、座り込みに行っていると書かれてあった。

カラムやアビンドンは、オックスフォード市街地に電気を送る頭上の送電線が目立つところだ。データもないのに、勘だけを頼りに勝手な解釈をするのは危険だが、それでも送電線の通る町アビンドンの乳がんの友が気にかかる。

四　イギリス式国民健康意識の刺激法

乳がんの書

オックスフォードのブラックウェル書店で、いろんな視点から乳がんを観察した本を買い集めた。社会学者や医者、フェミニスト、乳がん支援グループの女性たちによって書かれた本であった。中でもアメリカの社会学者、マリリン・ヤーロンの『乳房——その歴史』は、乳房が人間にもたらした意味と機能を、豊富な史実を駆使して、古代から現代までその変遷を見事に展開した学問的香りの高い書物である。「はじめに乳房があった。一九世紀末、動物のミルクを加熱殺菌するようになるまで、母乳に代わるものはなかった」と彼女が冒頭で書いているように、人類の歴史はまさに乳房の歴史でもあったと言える。

さすがドキュメントの国と感心させられたのは、イギリス女流作家、メアリー・アステルやファニー・バーニーが、それぞれ、一七三一年と一八一一年に乳がん手術を受け、それを手記に残しているという事実である。

最近、乳がんをテーマにするどの著者も必ず参考にしている本がある。それは、オランダ人医師、ダニエル・デ・ムーランが一九八三年に書いた『乳がん小史』である。医学書でありながら、読み手の涙を誘うのは、二〇〇〇年もの間、麻酔剤も消毒薬もなく、切開、焼き鏝《ごて》での焼灼《しょうしゃく》、切断、焼灼という乳がん手術の残酷さに耐えた女たちの驚異的な忍耐を伝える著者の客観性にある。

イギリスの女医、キャシー・リードは専門医の立場から、『乳がん阻止——疫病の政治学』を著した。彼女は乳がんの増加する現象を疫病と捉えている。驚いたことに、イギリスの乳がん死亡率が世界で最も高いというのである。毎年二万五千人が乳がんと診断され、一万五千人が死亡する（二〇〇四年では、三万人のうち、二万人以上が死亡）。これでは途上国の疫病なみである。しかも、三五歳から五四歳の若い女性の死亡率が一番高い。毎週、女性で満席のジャンボジェット一機の墜落による死亡と同率になると彼女は言う。

さらに続けて、イギリスの乳がん経験者の疑問は、なぜイギリスの乳がん生存率が先進国の中で一番低いのかということであり、その答えは、乳がん治療の標準化が欠落していることにあると指摘する。

乳がんの集団検診制度導入で、二重の治療形態が明るみに出た。国家の乳がん検診プログラムで乳がんの見つかった女性は、自動的に専門医のもとに送られ、ガイドラインに沿った高い規準の治療が受けられる。しかし実際には、乳がんの九〇％は自己発見による。その場合ホームドクターによる一般外科の治療だけで、高い治療は受けられないという。改めてオックスフォードが、乳がん患者にとって恵まれた地域であることを認識させられた。

アメリカの乳がん患者は、第二、第三のオピニオンを求めるのが常識であるが、イギリスはホームドクター制度であるため、診断は一箇所だけである。そのためイギリスの乳がん患者は禁欲的にならざるを得ない。この国では皮肉にも制度のひずみが、国民の健康管理意識の高さを台無しにしていると女医は残念がる。

マンモグラフィーの導入や検診による早期発見も、イギリスでは乳がん死亡者の減少に効果を与えていない。そこで最後の手段として、医学界は予防に乗り出した。すでに七〇年代に乳房腫瘍の発症は、エストロゲンホルモンによることが専門医により観察されていた。そこで六三年に避妊薬として開発されたタモキシフェンの効力が、アンチ・エストロゲンであるところから、有効な治療薬として試されることになった。

七〇年代から、三〇〇万人の乳がん患者にタモキシフェンが投与された。投与された人とされなかった人の一〇年後の生存率は、ほとんど変わらない。アメリカでは九二年から、イギリスでは九三年から、乳がん予防の目的でタモキシフェン試薬が始まった。

実験の結果は、イギリスもアメリカも同じであった。一万人に六・六％の割合で乳がんに効果があり、副作用を引くと五・七％の効果となる。もう一方の胸にできるがんを四〇％阻止したり、健常者の乳がんが三〇％減少したり、骨粗しょう症には保護効果が見られた。

しかしその反面、治療を受けた女性の二〇％に心臓発作が起こったり、子宮内膜がんが三倍に増加したり、肝臓がんが五％増加したりと、効果と共に副作用が目立った。七六年からタモキシフェンの実験を行っているストックホルムでは、乳がんを経験した女性にタモキシフェンを投与すると、肝臓がんのリスクと共に胃腸がんのリスクが高まることが報告されている。その他の一般的な副作用に顔面紅潮がある。

最近イギリスでは、タモキシフェンの副作用が強い閉経後の女性に、一日一回アナストロゾールを投与している。アナストロゾールを服用すると反対側乳房の発がん抑制効果はタモキシフェンの四〇％も上回り、五年後でも一〇％高い。ただタモキシフェンの一年分の経費が三〇ポンドであるのに対し、アナストロゾールは一〇〇〇ポンド必要（二〇〇四年一二月）で、一般に使用されるには政府の決断をまたなければならない

ともあれ乳がん予防のために、各国の医者はホルモンを操作する薬を開発しようと努力しているが、結局タモキシフェンの息子や娘を作り出すだけだと、キャシー・リード女史は言う。

病院の小冊子は啓蒙の書

「胸の友」の会で、「体の調子が悪いのは、タモキシフェンの副作用にちがいないから、医者に

言って服《の》むのをやめた」とか、「リンパ浮腫の治療を早めに始めようと思っている」とか言うのを耳にする。全員が乳がん情報にいやに詳しい。日本の仲間に見られる不安感が少ないようだ。この違いは何処から来るのだろうと思いながら、ふと書架のパンフレットの類に目が移った。

がん病棟の待合所に設置されたがんに関するパンフだけでも、数えきれないほどある。地域診療所の待合室にも、いろんな病気に関する情報の小冊子が無料で提供されている。すべて政府の刊行物で、上質の紙に綺麗な装丁である。その内容にいたっては、病気の全容が誰にでも理解できるように、カラー刷りの絵や写真、図をふんだんに使って、読む人に不安を起こさせないよう配慮されている。

例えば、がんに関する小冊子には、『がん——どうすればあなたの危険を減らせるか』というタイトルがある。まず、煙草、アルコール、食べ物、日光浴のがんに及ぼす影響を伝える。そしてほとんどのがんが早期発見であれば治癒できるので、常日頃から自分の健康管理を行うことの重要性と、そのための一〇項目のチェックポイントをあげる。その一つでも該当すると思えば、すぐ医者に相談することを薦めている。そして、乳がん、子宮頸がん、睾丸がんの発見の仕方を図入りで説明し、治療の方法、危険の減らし方に至る情報をA5判三一ページにまとめている。もちろんイギリス全土のがん情報センターや支援グループの情報まで載せている。

『乳房手術とともに生きる』というタイトルの小冊子には、乳房全摘の胸、ブラを付ける、プロテーゼを入れる、服を着る、これだけの動作を六コマのカラー写真に映し、ほらなんでもないでしょと語りかける。手術後の家族や夫婦の仲睦まじい様子を大きい写真に伸ばし、術後の患者には何が大事かを言葉ではなく、雰囲気で語りかける。術後のさらなるケアーとして、放射線治療、化学療法、さらに、手や腕のケアーについても触れている。乳がんのすべてがA５判一五ページにまとめられている。

ちょっとした啓蒙の書である。医学参考書を買わなくても、小冊子があれば充分である。一冊に高いコストがかかっているに違いない。コストを賭けても国民が健康への関心を高め、早期発見につながれば、個人にとっても政府にとってもリスクは少なくて済む。オックスフォードの乳がん患者が情報通である理由がやっと納得できた。

さらに感心したのは、Breast Cancer Careという支援団体の組織力と活動である。この団体は、一九六八年に全摘手術をうけたベティー・ウエストゲイトが、自ら乳がんの知識がなかったことを悔いて、乳がん教育のボランティアー・サービスの必要を感じ、一九七四年に始めた。

創立三〇年になる現在、有給スタッフ四〇名、ボランティアー四二〇名、年間総取引額一八〇万ポンド（三億五千万円強）、年間電話サービス一万七千回、出版物発送二〇万部に及ぶ企業に成長した。電話はフリーラインである。

仕事は、乳がんの悩みに電話で相談にのることと、情報サービスをすることで、プロテーゼ（人工乳房）の製造販売もおこなっている。情報の内容は、乳がん覚醒、スクリーニング、診断、治療とアフターケアー、プロテーゼ、乳房再建、乳がんとの共存と戦いで、乳がんに関するすべてが網羅されている。一年に三度ニューズレターを発行し、乳がんに関する最新情報を流している。「乳がんと互角に戦うということは、非常に孤立した精神的トラウマをともなう経験である。だから、電話の向こうに誰かがいてくれると思うだけで、まさかの時の命綱となる」と医療現場以外でのヘルプ・ラインの大切さを強調している。

そしてもっと具体的に、乳がん専門医のユニットが、年間一〇〇症例かそれ以上を扱っていること、相談に乗ってくれる外科医、放射線医師、組織病理専門家、組織学専門家、がん専門医、化学療法専門看護師、乳房治療専門看護師、診断のできる放射線技師が揃っているかどうかを確かめるようにと手術前の乳がん患者に注意を促す。

ともかくイギリス人の組織を形成する実力のすごさには、ただただ脱帽するばかりである。乳がんの支援組織にかぎっても、全国規模の団体だけで他にも三つ以上あり、国民の意識の高さは世界の先端を行く。しかしその半面、医療現場での気になる諸問題は、医療先進国の矛盾を先取りした負の現象と言わざるを得ない。

日本の医院や病院には国民の健康教育を意識した啓蒙の書はない。イギリスとのこの違いは、両国の社会構造の違いに一因があるように思える。市民社会のイギリスでは、地縁関係があまり社会に浸透しない。他人の干渉を嫌がる国民を平等に啓発するには、彼らのほぼ全員が登録する診療所に無料で配布される小冊子は最高の伝達教化手段である。

一方地縁血縁を重んじる日本やアジアの国々は、これだけ情報手段が発達していても、閉鎖社会の体質を温存している。閉鎖社会では、情報は口コミのほうがメディアより早く伝わる場合もある。日本政府は国民のその特性の上に胡坐を組み、努力なしで済ませている。市民社会であれ、閉鎖社会であれ、いずれにしても病める患者に病気を学び取る知恵と情報収集能力が求められる。

五　最終診断

MRI（磁気共鳴断層撮影）検査

六月一一日はラドクリフ病院でMRI検査の予約日であった。九七年当時日本ではMRIの順番待ちは相当なもので、乳房のMRI検査を受ける機会はなかった（九年後の現在、腫瘍の有無や位置の検査は、PET〔陽電子放出断層撮影法〕が主流になりつつある）。「胸の友」の会の看護師マーガレットの夫が、わざわざ電話をくれて、磁気反応による検査はX線のような心配はないとプロの立場から親切に説明してくれた。私はなんと遅れていたんだろうと可笑しくなる。

医者は患者の緊張をほぐすため丁寧に説明し、患者一人にゆっくり時間をかけた。大丈夫ですよと微笑む医者の柔らかさにほっとして、細長いベッドに丸い穴がふたつポッカリと開いた奇妙さも、それほど気にならなかった。

しかし彼は、造影剤を静脈に注射するのに四回も失敗した。「ごめんなさい」の連発だったが、四回目のときは、「おお、今日は日が悪い」と来た。最悪を我慢しなきゃならない患者は、この先あの穴におっぱいを入れて、一体何が起こるのかと不安になった。日本の医者なら一発で決める。運悪くても二発目には命中。日本の看護師なら医者よりさらに腕がいい。ハンサムに騙されるんじゃなかった。

リンパの流れ

六月一七日、チャーチル病院のリンパクリニックを訪れた。待つ間、壁に貼られた人体のリンパ図を見て驚いた。リンパ液も血液同様、体内の左右を交差して循環しているものと思いこんでいたが、リンパに関しては左右の相互循環はない。体の真ん中で真二つに別れ、左は左、右は右をリンパ液が流れている。一大発見であった。

あとで、リンパマッサージ師のケイトさんに話すと、「そうなの。それでも右から左へとマッサージを続けていると、通り道ができて、右で詰まって流れなくなったリンパ液が左へ流れるようになるの。人間の身体って不思議なものでしょ」と教えてくれた。

チャーチル病院のリンパ浮腫の専門家は、ケイトさんからマッサージ治療を受けているなら問題はないといってマッサージはしてくれなかった。その代わり私の手のサイズを測り、ドイツ製の弾力性に富んだ手袋やスリーブを無料で提供してくれた。プロの診察を受けてはじめてこういう治療用グッズがあるのを知った。

彼女は物理療法士であると同時にがん末期患者の苦痛緩和の専門家でもあった。この病院では、週に一度、外科医、内科医、放射線科医、病理の医師、看護師、リハビリ専門家まで関係する専門家すべてが集まって、データを参考にあらゆる方向から検討して患者一人一人の次の治療方法を決めると彼女は言った。現在考えられる最高の治療を行う病院で働けるのは私の誇りであるとも言った。

そして、日本ではまだリンパ浮腫の治療をハドマーのような器具に頼っているのか、もしそうだとすればあれは逆効果でよくないと批判した。九七年当時、すでにイギリス医療に確固たる地位を確立していたリンパ浮腫治療法は、日本の医療には導入されていなかった。

二〇〇六年現在でも、リンパ浮腫の診療行為や医療材料は保険の対象外である。日本ではリンパ治療は阻害された医療の領域である。手術後の機能回復のためのリハビリまでを一貫した医療行為とするイギリスの医療解釈と、手術直後の患者にリンパ浮腫の可能性の説明すらない日本の医療解釈には大きな差がある。

イギリス医療よ、何処へ行く

八月六日、いよいよ私の乳がん再発の疑いに判定が下った。あらゆる検査の結果、今のところ問題なしであった。予約時間を三時間も過ぎ、しかも患者にとっては一刻も早く知りたい結果を後回しにして、若い医者は恋人との連絡を優先していた。たとえ再発と言われようと誰が信じるものかと腹が立った。

乳がんが再発しているか否かを判断するのに、実に、四月一一日から八月六日まで四カ月かかった。本当に再発していたら、もう脳にまで転移していただろう。NHSの無料で丁寧な診察は有難かったが、時間がかかりすぎた。一年以上手術や治療を待つ人が一〇〇万人を越える国で、四カ月は待ち時間の内に入らないのかもしれないが、せっかちな日本人には我慢が出来ない。麻痺寸前のNHS医療制度を当てにして余生をイギリスで送ったら、殺されてしまうと痛感した。

それでも、イギリス人は、NHSの医療制度を誇りにしている。脳卒中で倒れたシビルなんか、「私のように貧しい者には、日本の医療は手を差し伸べたりしないでしょう」、どうだイギリスのNHSの素晴らしさは、と言わんばかりだ。質の悪い福祉なんか無い方がましよ、と口まで出かかったが、「そんなことないよ。日本には健康保険の種類が幾つかあって、誰でも平等に治療が受けられるよ」と言い返した。

日本の健康保険制度は、マッカーサー達GHQが戦後日本にもたらした最高の贈り物だ。国民は毎月厚生、共済、国民いずれかの健康保険料支払いの義務を負うが、その代わり病気になれば、健康保険証は安心の切り札となる。世界に冠たる国民皆保険制度である。しかし贈り主の本国では、国民皆保険制度は根付かない。アメリカ国民は企業もしくは自分で保険をかけて身を守るしかない。貧しい者は高額治療を受けることはできない。

アメリカの現状を考慮すれば、イギリスのNHS制度は、すべての人を無料で救済の対象とする理想の制度である。国が着実に右上がりの経済成長を続ける限り問題はないが、国庫の収支が赤字に傾いても、いったん膨張した医療費を削るわけにはいかない。医療設備の老朽化で投資が必要なのに、増加し続ける病人は治療費を払わなくていいとあっては、赤字は嵩《かさ》むばかりだ。

破綻寸前の保険財政を立て直すには、医療費の有料化などの思い切った制度改革以外に道はない。しかし国家の制度は、政治論議に載せない限り解決されないし、それには時間とエネルギーと強権が必要だ。独裁国家でない限り、NHS制度の速やかな改良、見方によって改悪は望めない。イギリスはあまりにも民主的すぎた。

展望の見えない医療制度に見切りをつけ、有能な医者は給料のいいアメリカに流出した。恒常的に不足する医師対策に苦慮するイギリス政府は、最近ポーランドなど旧社会主義諸国から本国の一〇倍以上の給料で医師を引き抜こうとしている。他方国内の有能な医師たちは、自分の技量の応分な評価を求めて、NHSの診療所では無料で簡潔に診療し、丁寧な問診を望む患者には、時間外に自宅などへ診察場所を移してプライベートに有料で診察し、収入を補うより他に方法はない。

その結果、NHSで何カ月も待って無料で手術を受けるか、二〜三週間の待ちで、同じ病院で、同じ装置を使って、同じ医師に手術をしてもらう代わりに、数百万円支払うかの二者択一しかないという珍現象が、イギリス医療界を跋扈《ばっこ》している。あれだけ分別のある控えめなイギリス国民が、丁か半かの治療制度に命を預けなければならないなんて、まことに皮肉な話である。

乳がん先進国なら安心して命を預けられる。そう思ってフラットまで買い、夫の退職後はオックスフォードに永住する準備をした。ラドクリフ病院で診察を受けながら、新聞やテレビのがん報道には丹念に目を通した。そして切り抜きやメモが増えるごと、期待にそぐわないイギリス医療の実態が分かるようになった。

もちろんイギリスはあらゆる意味で先進国である。新しい治療法の開発は、アメリカ同様世界に先駆けている。しかしその最新の治療を患者がすぐ受けられるかというと、今のNHS制度のもとでは無理である。数百万円払えば可能かもしれない。一生に一度のことなら無理もしようが、病気の宝庫となる老後に毎回そんな大金を払う余裕はない。

自衛手段として保険をかけても、イギリスの生命保険会社が全額支払うことはめったにないという。契約書の裏か片隅に、誰も読めないほど細かい文字で書かれた文章があって、いざ支払いという段になると、その部分の規約条件を被保険者が満たしていないことを口実に、会社側は支払いに応じないとイギリス人はこぼす。まして外国人なんかお話にならないと言う。

そのためなのだろうか、個人で医療保険に加入しているイギリス人は、前述のとおり全人口の一二%に満たないという統計データがある。無料の治療に半世紀以上慣れきってしまった国民のメンタリティの結果なのであろうか。彼らが誇りにしてきた医療の分野に万全が期待できなくなれば、国民は痛みを抱えながら諦めるしかない。

六　見直される日本食

乳がんは、社会の工業化に伴って増加している病である。その事実から、先進諸国の生活様式が見直されるようになった。食事、運動、ピルや避妊薬でホルモン剤にさらされる度合い、化学物質などによる環境汚染、授乳、子育てのパターンなどに注目が払われた。

その結果分かったことは、中国や日本の田舎に住む女性が乳がんにかかる割合は、アメリカやイギリスの白人女性乳がん患者の五分の一にすぎない。しかし、中国の田舎の女性もアメリカで生活するようになると、アメリカ女性並みに乳がんになる割合が高くなる。このデータから、乳がんは、遺伝によるというよりは、食事を含む環境要因とより深い関係を持つと考えられるにいたった。

イギリスでの生活で日本人にとっての不都合は、青野菜と魚貝類が少ないことである。豆腐は中華食品店で買えるが、日本の絹ごしとは似ても似つかない。大手スーパーの野菜常設コーナーには、巻き寿司大のきゅうりやトマト、つけ合わせサラダの材料くらいだ。しかもイギリスの場合は、ほとんどの野菜がスペインやモロッコ産のもので、姿かたちが立派なトマトやイチゴはアメリカ産の遺伝子組み換えの産物である。

地場産の有機野菜や果物を扱う自然食品店があちこちに増えてきた。しかし品数は少なく、しなびたものがほとんどで値段が高い。それでもヴェジタリアンや健康に関心を寄せる人は買っていく。彼らは豆類を主食にする人が多く、特に大豆に関心を示す。日本人と分かると、味噌汁のだしは何でとるのかとか、豆腐や味噌の作り方まで教えてくれと言われたりする。

イギリスの新聞やテレビが伝えるがん情報の量は半端ではない。健康維持のための食事法については、ルック・イーストである。脂肪を全カロリーの二〇%に減らし、繊維を一日三〇グラム増加するように、大豆、キャベツ、ブロッコリー、ほうれん草、カリフラワー、人参など緑黄野菜を取るようにと、あらゆる機会を捉えて報道している。

特に日本の発酵食品、大豆を発酵させた味噌や納豆に関心を抱くイギリス人が増えてきた。さすがにかぼちゃの糠漬にまで関心を抱く人はいないようだが。二〇〇四年の春、友人のパットが、「息子のデイヴィッドががんになったの。ノリコお願い、味噌を送って」と電話してきた。「大好物のステーキがどうも喉にひっかかるので診てもらったら、食道がんだったの」。

がんになってから味噌汁を飲んでも効果があるのかどうか分からなかったが、すぐに味噌を送った。その後クルミやゴマをすり潰して田楽味噌を作り、野菜やパンに塗って食べるように薦めた。ついでに日本の免疫療法を詳しく説明しておいた。

一時期順調な回復で家族を安心させ、イラク問題ではしばしばテレビのトーカーとして登場していたサー・デイヴィッド・ゴアブースは、残念ながら秋には帰らぬ人となった。しかし母パットの示したがん治療への反応が味噌であったことに、私は改めて日本の二大スパイスの偉大さを痛感せざるをえなかった。すでにしょうゆは全世界を制覇し、いま味噌が免疫力を回復する健康食品として先進諸国の間で注目されている。そうか味噌はすごいんだ、毎日味噌汁が食べられる日本人でよかったと思った。

日本人が多く摂取する大豆の成分に注目したある食品メーカーが、乳がんや前立腺がんを予防するためのクッキーバーを発売した。バー一本で、バナナ二・五ポンド分のリグナムとレンティル一六六ポンド分のイソフラボンが摂れると盛んに宣伝していた。

ロンドンの若い女性が、「このバーは甘すぎてごわごわして、なんだか荒地ねずみの食料みたい。健康には関心があるけど、やはり私はボール一杯のセリアルやリンゴをお腹いっぱい食べるほうがいいわ」と話すのが報道されていた。

ここまで来たかと思った。乳がん先進国だから、イギリスに居れば安心という命題が医療現場をみて崩れた。そして今また、美味しい日本食のエキスがねずみの餌状になるのを知って、期待は完全に崩れ去った。第二の故郷とも言うべき大好きな国だけどもう十分だ。

アウン・サン・スー・チーの夫マイクル亡きあと、息子キムもお父さんになった。もう心配しなくていい。時々来て、キムと彼の友達にこれまでどおり寿司を握って思いっきり食べさせてやろう。彼らの喜ぶ顔が何よりも私の免疫力回復に繋がる。

私にとってイギリスは、「ノリコ、僕の胃袋をガーベージ（ごみ箱）と思え」と言ったマイクルの二世、三世が、スーの解放と私の寿司を待つ国である。

七　そして六年たって

一九九七年にオックスフォードのフラットを完全に引き払ってからも、私は数回オックスフォードを訪れていた。しかしいずれの機会も時間がなくて、乳がんの友だちとは連絡が取れていなかった。でも皆元気にしているかなといつも気にしていた。

「胸の友」の会のリーダー、ルー・カーティスさんに手紙を書き、二〇〇三年九月一日の夜、オックスフォードに着くから、二日の朝に電話をすると知らせておいた。出発三日前、ルーから手紙を受け取った。例会は第一月曜日、すなわち九月一日だが、今月は二日、火曜日に延びたので是非出席するようにという内容であった。ルーだけとしか会えないと諦めていた私は飛び上がった。皆に会える。

オックスフォードは車で一〇分ほど走るともう郊外の風景が広がる。郊外行きのバスは市の中心からいろんな方向に出ているが、本数は多くない。イギリスのカントリー・ライフにはやはり車は欠かせない。だから人々は意識しなくとも、排気ガスを出して大気汚染に加担している。もともと集落は、半自給的な生活を基盤とした地域の循環経済の中で成立したエコ社会であったのにと、オックスフォード南部の裕福な人たちの住む美しいケニントンの集落を排ガスで汚しながら、タクシーの中で考えた。こうして私も地球汚染行為に連なっている。

ルーの家は外壁が明るい色に塗り変えられていた。しかし内部は以前と変わっていない。この家の主、古竈《かまど》のある台所で、いつもと同じ笑顔でルーは女たちを迎え、お茶かコーヒーかを尋ね、薪を燃やす暖炉のある大きな居間へと案内する。六年の月日が流れたなんて信じられない。何事もなかったかのように、二人は台所で立ち話をした。

「ルー、ちっとも変わらないわね」。「ウーン」。やかんからコップに入れるお湯に視線を注ぎながら、「私ね、前と同じところにまた腫瘍ができて手術したの」とルーは言った。「えっ、いつ」。「四年前、でも私は気にしていないの、ノリコ」と、ルーは笑って見せた。私は一瞬言葉に詰まった。私たちはお互いに眼を見詰め合った。ちょうどその時、懐かしい友達が三人賑やかに入って来た。

賑やかというのは健やかということではない。乳がんを経験した女たちは、癒しの友といる限りいつだって賑やかである。看護師だったマーガレット・アダムスがシビルとエディスを連れてきた。マーガレットは変わらないが、膝の関節炎の手術をしたため、膝が曲がらないという。

六年前のエディスは古いパンストをブラジャーの中に入れ、肝心な時に飛び出すから困ると言いながらおしゃれを楽しんでいたが、今ではその気力もなく、記憶装置のネジが少し弛みはじめている。

シビルはほっそりとした内気な人であったが、身体が二倍くらいに膨れ上がり、まるで自動車事故の後遺症のようなギブスを首に巻いている。心配そうにしている私に、「乳がんがあちこちに転移してね、頸骨《けい》までやられたの」と囁いた、なんでもないと言わんばかりに。

脳卒中を患ったもう一人のシビルは、脳卒中の再発で寝たきりになり、もうこの会には参加不可能だという。私に親切だったマーガレット・マクログリーは来ていない。彼女は相変わらず、アクティヴだが、もう八一歳になり耳が聞こえにくくなっている。それでも、今日彼女は、教会の大会でオックスフォードから南へ遠く離れた海辺のワージングまで車で出かけたという。

古参メンバーはこの三人とルーと私だけで、あとは比較的若い女性の集まりであった。以前より乳がん世代が若くなっていると感じた。最近の会合場所はルーの家に変わり、全員がゆったりとくつろいでいた。ジーパンに胸の刳りの深い綿シャツ姿の若い女性の、日焼けした両の胸のふくらみが魅力的だった。この人ほんとうに乳がん手術を受けたのかしら、と戸惑うほどの見事な胸だった。こんな溌剌としたスタイルを楽しめない乳房全摘は、やはり残酷だと改めて痛感した。

団欒の最中に「遅くなってごめんね」と言いながら、髪の毛の短いボーイッシュな女性が入って来た。そしていきなりワッと泣き出した。ルーがすぐ彼女を台所に連れだした。ただならぬ雰囲気に誰もが黙り込んだ。後を追って若い二人が台所に入って行き、入れ替わりにルーが戻ってきて、「今日の診察で、担当医がリディアにあと六カ月くらいの命だと言ったんだって」と小声で伝えた。彼女の髪の短さの意味が分かった。しばらくして、リディアも私たちに加わった。すごく早口の若い女性特有の英語で話していた。仲間と話して極度のストレスを発散させているのだ。

マーガレットが車でオックスフォードまで送ってくれるという。お別れにはじめてリディアに声をかけた。「生きようとする強い意志を持った私たち乳がん患者の寿命のことまで、医者には分からないのよ。サンクト・ペテルブルグに私の知っている乳がん経験者がいるの。彼女は一五年ほど前、乳がんと診断され、貴女の場合は手遅れだから死ぬことも覚悟しておいてほしいと言われたの。彼女は私が死ぬなんて冗談じゃない。私には、私がいないと何も出来ない夫とまだ高校生の娘がいる。死んでなんかいられない。私は絶対に死なないと絶叫したそうよ」と言った。リディアは「今その女性は何しているの」と尋ねた。「サンクトでは、妻が乳がんになると、妻を捨てる夫が多いの。それで彼女は男を叱り飛ばしている」と私は答えた。全員わっと笑った。私は大声で笑う四三歳のリディアと皆に手でバイバイの挨拶を送り、その場をあとにした。

来年の花の季節にまたオックスフォードに戻ってこよう。その時リディアたちに会えるだろうか。ロンドン大学とコロンビア大学の共同調査で、英国の死亡率は米国の四倍という結果が出た。手術の順番待ちと術後の専門職が足りないためであるという。イギリス人の忍耐は待つこと以外の領域で発揮してほしい。

最近、イギリスでは、手術や抗がん剤を拒み、自然治癒や代替治療に身を委ねる女性が増えてきているという。彼女たちは乳がん手術を拒否し、ハーブや伝統の癒しを選択する。そして静かに天命を待つ。そんな乳がんを生きた女性の一人に、ビートルズのポール・マッカートニー前夫人がいた。多くの女たちが持ち寄ったブラジャーを繋いで川の上に虹の橋をかけ、彼女の旅立ちを見送った。それは自然体で生を全うせよという女たちのメッセージでもあるように思われた。

イギリスの医療を諦めたからではなく、彼女たちの哲学にしたがっての選択であったと信じたい。

第四章　サンクト・ペテルブルグの女たち

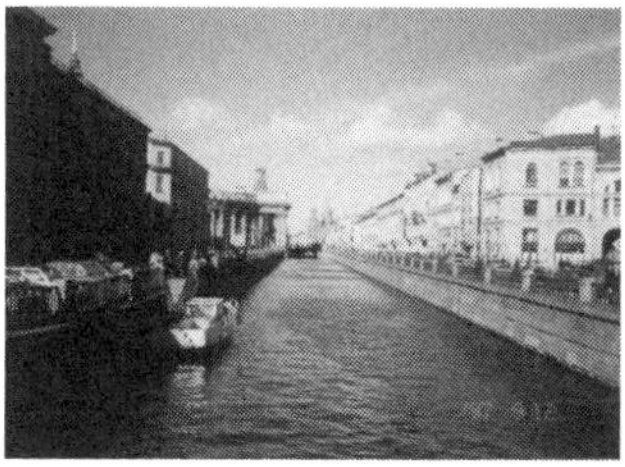
サンクト・ペテルブルグの運河

一　サンクト・ペテルブルグのがん病院

乳房を失って、モスクワの女たちは今

「私の友達も乳がんの手術をして一〇年になるけど、元気にしているよ。ノリコが来たら紹介してあげる」。そう言ってくれたオクサーナの言葉を頼りに、ロシアの乳がん経験者に会えるのを楽しみにしていた。そして一九九七年九月、モスクワへ行った。でも残念なことに、その女性は「思

い出すのもいや、まして話すなんて」と親友オクサーナの頼みに耳を貸そうともしない。オクサーナは他の経験者にも連絡をとってくれたが、乳がんは隠すものであって人に話すものではないという返事しかもらえなかった。

オクサーナは最後の手段として、モスクワの国立がん病院に電話をしてくれたが、医者や患者に会う前に、まず、相談係に会わなければならない、そして相談するだけで外国人の場合最低一〇〇ドル必要だという。「またか」と思った。何かしようとすれば、未だに賄賂が必要なのだ。国営機関で事を運ぶ手順はソ連時代と変わっていない。たいして知りもしない相談係なんかに用はなかった。そしてモスクワで乳がん経験者に会うという目的を果たせぬまま、サンクト・ペテルブルグに漠然とした期待を抱いて夜汽車の「赤い矢」号に乗った。

瀕死のサンクト・ペテルブルグ

数年ぶりのサンクト・ペテルブルグは時代の波に取り残された年老いた貴婦人を連想させた。以前はその歴史、政治、文化、市民の成熟度などすべてにおいて、サンクト・ペテルブルグはモスクワをはるかに凌いでいた。老朽化したヨーロッパ建築も荘厳さゆえに気にならなかった。それどころか、建物が語りかける歴史への誘いに思わず足を止め感嘆の吐息を洩らしたり、住民の目を気にしながら表通りのドームをくぐり、じめじめした中庭に忍び込んで、ひょっとしたらここにラスコーリニコフが住んでいたかもしれないなどと、行きずりの旅人の想像をかき立てる魅惑がサンクト・ペテルブルグには溢れていた。しかし今、サンクト・ペテルブルグの町全体が崩壊寸前という印象を人に与える。「ああ、この町はどうなるのだろう、町全体が世界文化遺産に指定されて当然の価値があるというのに」。何処に行っても心が重かった。

九一年のクーデターから六年になるが、なかなか新生ロシア改革の成果は見えてこない。聞こえてくるのは、企業の税金滞納や労働者への賃金未払いなど暗いニュースばかりである。しかし以前のモスクワを知る人なら、通りを歩くだけでモスクワの中心部だけは変わったという印象を抱くだろう。たしかに綺麗になったし何でも買えるようになった。それは、ヨーロッパの衣服、靴、化粧品などのブランド商品を売る店が、野暮ったかった国営商店にとって代わり、店舗の化粧直しをしたからである。

新築ビルといえば、外国人向けの高級ホテルか、市場経済移行後に雨後の筍《たけのこ》のように建てられた銀行である。その数の多さは驚くばかりだ。あとはマクドナルドやピザハットのようなアメリカ資本のファースト・フード店である。大きな変化と言えば、ベンツの新車が一番よく売れる都市はモスクワだとの噂どおり、高級外車が目につく。以前排気ガスをまき散らしながら、我がもの顔で公道を疾走したソ連製ポンコツ車より新しい外車のほうが多くなった。運転しているのはきまって若者である。

サンクト・ペテルブルグでは、ベンツやポルシェを見かけることはめったにない。ヨーロッパの有名ブランド社もまだ様子伺いといった状態だ。私たち夫婦に同行した大学院生は、広場の真中に止められた多くの車を見て、「先生、こんな町の真中に廃車置場があるんですねえ」と不審顔であった。それらの車が立派に現役であるとは、彼女は夢にも思っていない様子であった。

国立がん病院

こんな雰囲気のサンクト・ペテルブルグでは、病院も廃車同然の現役車と同じ運命にあるのではないだろうか。一七年来の友人ユーラの隣人夫妻は三〇年以上、サンクト・ペテルブルグの国立がん病院で働いている。奥さんのナターリア・ビノクーロバさんは、私にとって都合のいいことに、同病院の部長で専門は乳がんである。無理を承知で、サンクトの乳がん患者の実態を話してもらえないだろうかと、ユーラを通してお願いしてみた。

私の願いはその翌日のお昼に叶えられることになった。国立がん病院は黒川の中州にある。市中にありながら、木立ちに囲まれ都会の喧噪を免れている。帝政時代を思わせる重厚な建築のコンプレックスががん病棟であるとは外国人の誰が想像できるだろう。

ユーラが同行してくれたおかげで、私たちは入り口の関門をパスすることができた。三人の来訪が前もって守衛に知らされていたらしく、粗末な線引きの模造紙にエンピツで三人の名前が書かれてあった。建物の中はガランとしていて、受付や待合はおろかおよそ病院を思わせるようなものが何もない。部長室を目指し、古びて黴臭い廊下を進んだ。ユーラが間違って開いた、扉代わりの毛布のようなカーテンの向こうの光景に、あっと息を飲んだ。寒々とした薄暗い廊下のべンチに影絵のようにうずくまる人々。まるで地獄へ続く回廊というイメージであった。

ナターリア・ビノクーロバ先生の部屋の侘しさは、古びた工場内の事務所を思わせた。高い天井、剥き出しの配管、机とわずかばかりの本と書類、二〜三脚の椅子とテーブルと長椅子だけであった。背の高い大人しい感じの先生とは対照的な女性が、バラを一輪もって長椅子の上に座っていた。ブリヤートかヤクートの人だなと思った。

先生の話によると、この病院は国家計画のもと、一九二六年に創建された。以来がん治療センターとして機能し、あらゆるがん治療に対応できる先端設備を備えていて、四〇〇人の入院患者を収容できる。サンクト・ペテルブルグ市全域と郊外を診療の管轄とし、五〇〇万の人口を受け持っている。診察だけで一日二二〇人から五〇〇人が病院を訪れ、一カ月約二万人を診察することになるという。

診察に来る人の半数以上はがんである。乳がんの場合、外来患者の六〇%が悪性と診断され、二週間以内に手術が受けられる。しかし、最近では外来患者の数が減少したという。その理由は、経済状態が悪いので職場に病欠を願い出ればすぐに解雇される。だから病気だとわかっても病気とは言わないし、人に知られたくないからというのである。

チェルノブイリ事故の影響について聞いてみた。ウクライナ側は周知のとおりだが、ロシア側もブレストやスモレンスクで甲状腺がんが多発し、当病院も一九八八―八九年のチェルノブイリ救済国家プログラムに参加し治療に当たったと先生は話してくれた。

一番知りたかったのは、乳がんの手術方法や術後のケアー、術後の患者たちの生き方、その他乳がんに関するあらゆるデータであったが、次の患者との約束時間が過ぎていたので諦めざるをえなかった。

手元にデータがないのでと先生は恐縮していたが、本音は外国人に知らせたくないようであった。私の失望を感じ取ったのであろうか、「数字についてでも何でも私が話してあげるから」と長椅子の女性が初めて声をかけた。そして立ち上がり私にバラを差し出した。四人と入れ代わりに、青ざめた中年女性がナターリア先生の部屋に入っていった。こちらの挨拶に答える心のゆとりもないその女性に、私はがんと宣告された日の自分を重ねていた。

二　がん患者を支えて

「アンチ・ラク」協会

私にバラをくれた女性は心理療法士で名前をイリーナさんと言う。九〇年に乳がん患者のために「アンチ・ラク」（抗がんという意味）協会というグループを結成した。がん患者のための組織作りは、もともとハリコフ医大（現在はウクライナ共和国）の医者の発案で、その分野の先進国であるデンマーク（七〇年創立）、アメリカ（七四年）、フィンランド（七八年）の制度を習ったものであるという。したがって、「アンチ・ラク」協会の会長は今でも医者である。

心理療法士だったイリーナさんに、乳がん患者のための組織作りが任された。そのための一歩として、ボランティアー活動を主体とした組織体に、公共の建物の使用が許可された。広い国立がん病院敷地内の独立家屋を事務所兼集会所として「アンチ・ラク」協会はスタートした。

九月の雨は冷たかった。しかしそれ以上に事務所の中は寒々としていた。病院の中庭を通り、敷地の隅にある厩舎のような細長い建物に案内された。どぶ板を渡ってドアーの中に入り、土管や配管を跨いで部屋に至る。「アンチ・ラク」協会の事務所兼集会所である二間続きの部屋以外に、この建物が使われている気配はまったくなかった。

乳がんを患った女たちの心の支えであるにちがいない集いの場にしては、あまりにもお粗末すぎた。集会所の部屋には背の低い戸棚があるだけで、お茶のセットが収納されていた。がんを病んだ女たちが遠くから来ても身体を休める椅子の一脚もない。隣の事務所はイリーナさんのお城であるはずだが、机二つと数脚の椅子、本箱と電話がある以外、両部屋ともたいした差はなかった。

旧社会主義諸国で或る人に会見を申し込むと、必ずと言っていいくらい、こちらの予期せぬ人が会いたい人とセットされて登場する。このセットされた人物が誰なのかは、旧ソ連時代なら説明の必要はない。こういう場面を経験しているから、本能的にセットされた人物を警戒してしまう。悲しい習性である。ナターリア先生から三人を奪うように急き立て、しゃべり続けるこの女性はいったい何者なのだろうという思いがずうっと頭から離れない。しかし困難な運営の中、自腹を切ってバラやコーヒー、ケーキを振舞ってくれる彼女の人の良さと、「アンチ・ラク」協会の主旨を理解してもらおうと説明する彼女の懸命さに、いつしか私の懸念は吹っ飛んでいた。

イリーナさんの話によると、「アンチ・ラク」協会設立の直接の理由は、ロシア人のがんをタブー視する傾向に端を発する。ロシア人は一般にがんを口にするのも認めるのも嫌がり、がんと診断されても家族にさえ隠そうとするのだそうだ。そんな風潮のままだと大変な社会問題になるし、既になりつつある。それでまず手始めに、ラジオ、テレビ、新聞に広告を出し、乳がん患者に集まるよう呼びかけた。

乳がん手術を経験した女たちが、イリーナさんを助けようとやって来た。彼女たちの仕事は、直接病院に行き、これから手術を受けようとする乳がん患者に、自分も同じ手術の経験者であるが、不安、恐れ、苦痛を克服して今の幸せがあるのだから心配しないようにと励ますことであった。

もちろんどの患者もすぐには心を開かなかった。がんにとりつかれた自分だけが不幸だと思っていた。退院後は死と背中合わせの恐怖から逃れようもなく、不安の思いに逡巡して出口のない怒りにも似た諦めから、がん患者は貝のように周囲からも家族からもついには自分からも心を閉ざそうとする。その心境は、経験者でないと理解できない。それが分かるからこそ、ボランティアーたちは何度も足を運び、語りかけ、協会に来るように説得を続けた。

イリーナさんやボランティアー女性の働きで、乳がん経験者たちがサンクト・ペテルブルグ全県から集まって来るようになった。集会所は文字通り何もないところだけれど、何もないことで繋がっていくと言う。

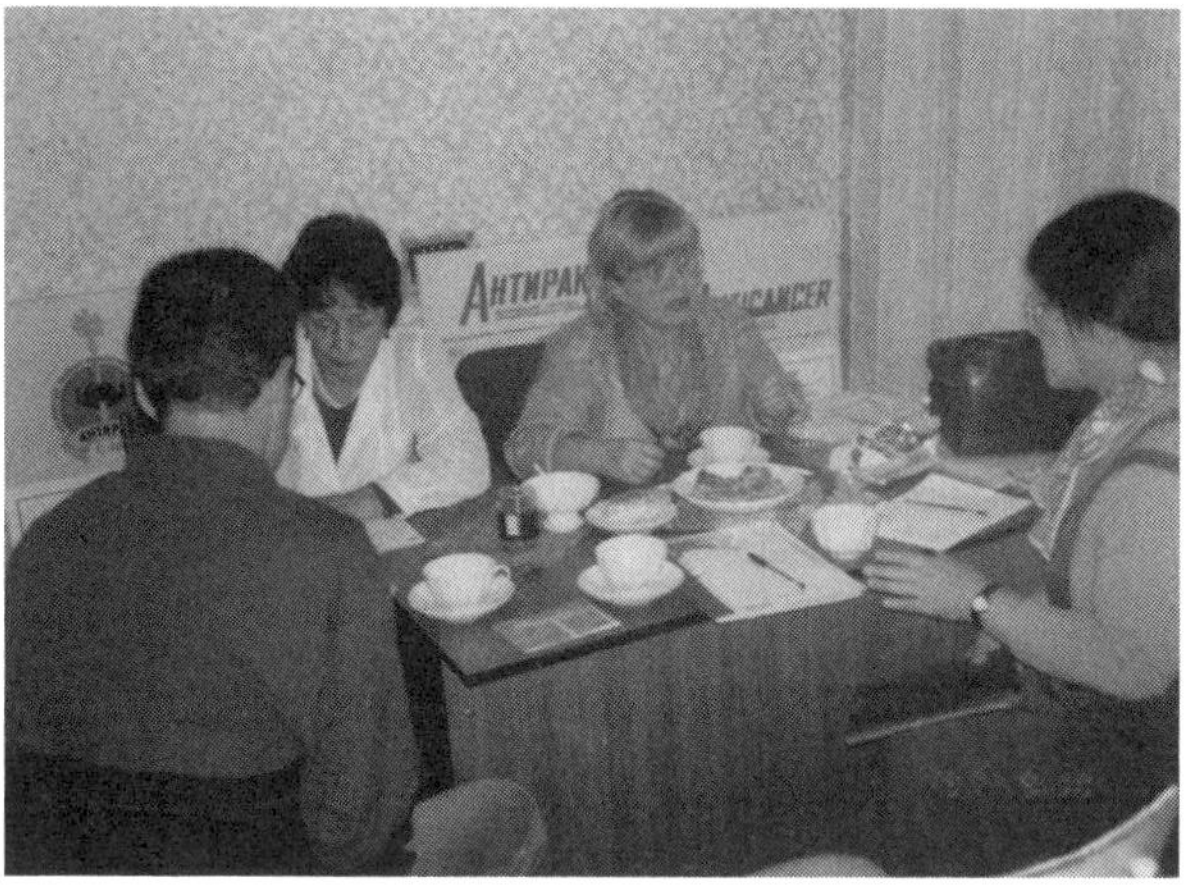

「アンチ・ラク」協会会長イリーナさんと、乳がん外科医ビノクローバ先生
（1997年9月、サンクト・ペテルブルグ、「アンチ・ラク」本部にて）

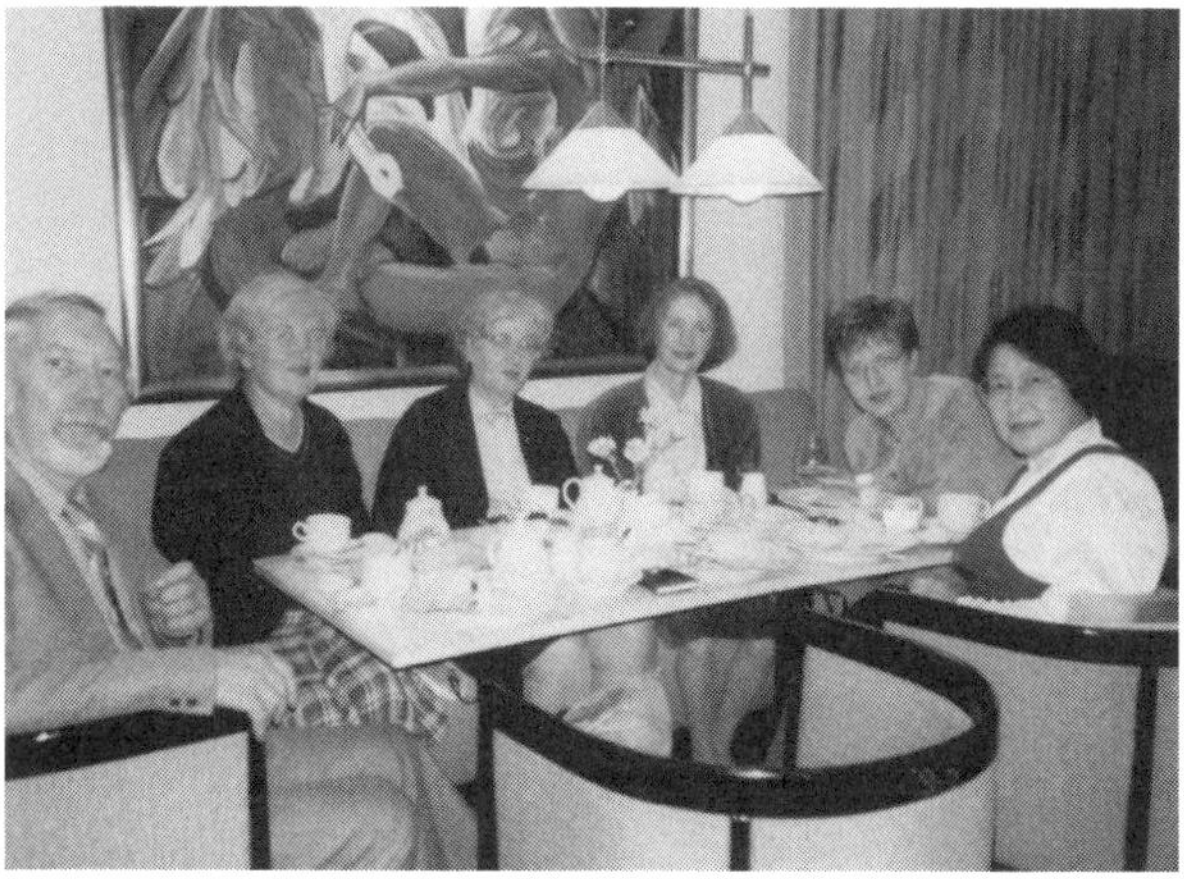

「アンチ・ラク」協会会員たちと、精神科医アンドレイさん
（1997年9月、サンクト・ペテルブルグのネフスキー・パラッツホテルにて）

そう言われてみて、集会所の殺風景の意味が理解できたような気がした。あれでいいのだ。がんという死に至る病の恐怖と戦って再び手にした命だ。それにここには、痛みを分かち合える女たちの心の温もりがある。これ以上の何が要ると言うのか。私はサンクト・ペテルブルグの女たちに東洋哲学の真髄を見たような気がした。

「アンチ・ラク」協会は、月二回例会を開いている。そこでロシア伝統のハーブ・セラピーを行なったり、心理学者を呼んで話を聞いたり、コンサートを催したりするが、すべて無料である。世界的に有名なピアニストやバイオリニストもボランティアーとして協力してくれる。このあたりがロシア流のヒューマニズムである。

病院に出向いて手術を受ける人に、心配するなと励ますのもボランティアーの仕事だが、最近では、協会に来れない人のために、電話でコンサルタントをやるのが主な仕事になっている。ボランティアーは全員乳がん手術を生き抜いた女たちだから、どうしたらよりよく生き延びられるかについては、医者よりもよく知っている、とイリーナさんは言う。そして電話で話し合うことが、がんを宣告され不安と恐怖におののく人や、手術の後で孤独に苦しむ人にとっては、なによりの治療につながると言うのである。問題にするのは、どう生きるかということである。絶対に医者の問題には触れない。

「アンチ・ラク」協会はフィンランド、デンマーク、カナダ、アメリカ、イギリスのリバプール、スコットランドのがん救済グループとも交流している。七月、フィンランドがイリーナさんのグループを無料で招待してくれた。六人のボランティアーとフィンランドに行き、がんの授業にも出てみた。フィンランドのがん病院には家族のためのホテルまであるという。患者のみならず、その家族のストレスまで治療の一環と捉えて病院側が面倒を見ようというのであろう。訪れたデンマークから乳房全摘（マステクトミー）手術を受けた女性のためにとドイツ製のプロテーゼ（人工乳房）が寄贈された。一個一〇〇ドルもするシリコン製のプロテーゼだが、イリーナさんが術後の患者に直接無料で配っている。医者や看護師に渡すと、横流しをするからだと言う。

医者や看護師は、九七年九月の時点で、もう四カ月間給料を受け取っていなかった。本来医療費は無料であったが、看護師にすら給料の払えない病院にはまったくお金がない。それで患者は薬を自前で用意しなければならなくなった。薬を買う金のない患者は治療を受けられないということになる。それでは給料が払われなくても外車に乗れる医者は、いったい患者一人からいかほどの賄賂を貰っているのだろうと勘繰ってみたくもなる。

その夜、イリーナさんから電話があった。翌日の二時に、乳がん経験者のボランティアーの人たちと、私に会いにホテルまで来てくれると言う。やっとロシアの乳がん患者たちと会える。嬉しかったけれども少し気が引けた。

なぜなら当時のイリーナさんの給料が一〇〇ドルであることを知っている。年金生活者なら一カ月の年金は三〇ドルからよくて六〇ドルだ。季節柄手頃な値段のホテルが満員で、ネフスキー・パラッツホテル以外に選択の余地がなかったのだが、ホテル代はツインで一泊四〇〇ドルもする。

価格に見合う風格もないホテルだと腹が立ったが、彼女たちが宿泊料金を知ったら何と思うだろうと考えるだけで恥ずかしかった。

サンクト・ペテルブルグの乳がんの友

翌日、ホテルのロビーでイリーナさんから、ネーリャさん、スベトラーナさん、イーラさんの三人の乳がん経験者と、ホスピスの心のケアーの先生で精神科医のアンドレイさんを紹介された。そしてイリーナさんは写真班だといって彼女の娘レーナさんを連れてきた。ネーリャさんが英語の通訳をしてくれる。アンドレイさんも英語は分かる。フィンランドに行った時もネーリャさんの通訳で全員何の不自由もなかったとイリーナさんは言う。

私はわざわざ来てくれた人たちをホテルの喫茶室に招待した。飲物を何にするか、ケーキはどれにするか、全部イリーナさんがせかせかと皆の返事を待たずに決めていく。昨日もそうだったが、今日もイリーナさんの上からたたみかけるようなスピードに戸惑った。そして元患者の三人を見ると、三人とも所在なげにぼんやりしている。その時あることに気付いた。私も以前は何をするにも機敏だったのに、もう速く反応できなくなっているということだ。イリーナさんのスピードある動きを過去に置き忘れてしまったのである。多分手術室に。そう思うと少し寂しかった。健康体のイリーナさんが羨ましかった。

ネーリャさん

ネーリャさんは、美しい優しいタイプの女性である。グローズヌイの石油研究所で働いていた。一一年前の五二歳の時に乳がんであると診断された。その時は一日中泣き明かしたと言う。それから息子に打ち明けた。マステクトミー手術の後、放射線治療と七回の化学治療を受けた。そのあと三年間は働かないでサナトリウムで養生した。

手術後三年間も働かずに、有給でサナトリウム療養ができるなんて、他の国では考えられないことだ。まして現在のロシアでは。精神的にはつらかっただろうが、ネーリャさんは八〇年代の中頃に手術が受けられてよかったなと思った。何故ならソ連時代はまだ医療システムが機能していて医療費は無料だったし、必要と医者が診断すれば、安い費用でゆっくりサナトリウム養生を楽しめたからである。

サナトリウムの種類はいろいろあるが大抵は労働者の所属する企業体の経営であった。しかし市場経済に移行してから潮流に乗り遅れた企業は倒産の憂き目に会い、それと同時に企業所属のサナトリウムやピオネールキャンプ（従業員の子供たちが親元を離れ、団体で夏季休暇を過ごす所）はなくなってしまった。今サナトリウムを利用できる人は金持ちだけであろう。ネーリャさんの月四〇ドルの年金だけではとても望めそうにない。でもネーリャさんが手術後一一年も元気でいられるのは、がんを完治するほどにゆっくりとストレスをほぐしてくれたサナトリウムのお蔭だと思う。

スベトラーナさん

スベトラーナさんは、以前肺を患ったので手術は受けなかったと言う。バイオプシー（生検）で乳がん細胞を取り出し、その後三〇回の放射線治療を受けた。彼女は今ホスピスでボランティアーとして働いている。息子さんが一人いる。「息子さんなら重い買い物など手伝ってくれるでしょう」と尋ねた。

「それがぜんぜん違うの。私と息子は折り合いが悪くてね。一緒に住んでないのよ。彼は同じ建物の別の階に住んでるの。息子なんかよりホスピスの患者さんたちと一緒のほうがずっといい」と言う。

ネーリャさんもスベトラーナさんもどちらも夫がいない。離婚か死別か聞きそびれてしまったが、ロシアの離婚率は三組に一組と非常に高い。一生添い遂げたとしても、男性の平均寿命は女性より一〇年短い。いずれにしても一人暮らしの女性の数は非常に多くなる。

乳がんや子宮がんは、四〇代から六〇代の女性に多い病気だ。中年を過ぎ、命取りの病気と診断されても、「何故私が」という怒りとも絶望ともつかない気持ちを分かち合ってくれる相手はいない。死と向き合わなければならない世代の心境を、これから世に出ようとする若い世代に理解してもらうのは無理だ。

それよりも同病相哀れむで、がん経験をもつ者同士で話しあったり、自分の経験を人のために役立てて得た人間関係の中で、ボランティアーたちは自分が生かされていることを悟る。そしてこの関係を心の拠所にして生きていく。こうして他人のために無償で働くロシアの乳がん経験者たちは、「アンチ・ラク」協会の友を増やしていく。日々の生活費にも事欠く現状の中で、ロシアの「アンチ・ラク」協会のメンバーたちが、ボランティアーをする気持ちが理解できたように思えた。

イーラさん

ボランティアー・グループのリーダーはイーラさんである。彼女はいかにも頼りになるロシアのお母さんといったタイプの女性だ。一九八一年に乳房全摘手術を受けた。サンクト・ペテルブルグで初めて化学療法を受けた女性である。

イーラさんにがんを宣告した医者は、彼女のがんは相当進んでいる、死も覚悟してほしい、と正直に言ったそうだ。「私が死ぬなんて冗談じゃない。夫は私がいないと何もできない人だ。それに娘はまだ高校生だ。家族のためにも死んでなんかいられない。私は死なない。長生きするのだ」と叫んだそうである。その言葉どおり、彼女は段階の進んだがんも気力で吹っ飛ばした。そして九〇年以来のこの七年間、自分の病はおろか他人のがんまでも吹っ飛ばし、ボランティアーの「アンチ・ラク」協会を引っ張っている。

手術を受けた女たちに大切なのは、心のリハビリだとイーラさんは言う。ラジオなどで「アンチ・ラク」協会の事務所を知った女たちが電話をかけてくる。初めての人はきまって「貴女たちはいったい私の何を助けてくれるの」と聞く。するとイーラさんは「じゃあ、貴女は私たちのグループをどう助けてくれるの」と聞き返す。そして悩みを聞き、またこちらの経験も話し、ここに来るように促す。

殻の堅い人は、出られない。だから来てほしいと助けを求める。女たちを家から出られないほどの絶望に追い込んでいる理由の一つは夫が乳房を失った妻を捨てるという事実にある。そんな訴えがあると、イーラさんは他の仲間と共に男を呼び出して床に座らせ、女が乳房を失うということや、がんという死と向きあうことがどういうことなのか、家族とは何か、人間にとってなにがいちばん大切かなどを男に語りかけるのだそうだ。

すると男は皆悪かったと言って妻のもとに帰るという。イーラさんは、いまではがんで悩む女性の相談に答えるよりも、男を説得するエキスパートになったと言って笑う。何の衒《てら》いもない素敵な微笑みだ。

ロシアの女にとって、一番大切なものは家族だとイーラさんは言う。「アンチ・ラク」協会のグループが、手術の後、女たちがどう生きるかを問題にするのも、ひとえに家族のためなのだ。家族をどう助け、どう保っていくかが女たちの関心事だと言う。だからこそ自分の家族だけでなく、助けを求める女たちの家族にも会って話をすることが、家族に安心を与え、ひいては病気の女たちを救うことになるとイーラさんは確信している。

ロシア女性の涙

「日本の女にとっても、一番大事なのは家族よ」と、私は福田信子さんのことを語りだした。彼女も乳がん仲間も彼女の転移を知っていた。数カ月ごとに彼女の身体は蝕まれていく。体のしんどさにもかかわらず、愚痴ひとつ言わず、終始にこにこしながら彼女は家業に励んでいた。

自営業者はたいてい保険を掛けている。彼女もその例に洩れずがんの保険金を受け取った。この不況の中で従業員を抱えて、「そんなことはあんまり誉められる話やないけど、そのお金でうちの商売助かってんねん」と話していたこと、さらに、「私が死んだら生命保険金が入るなあ。ほんなら お店助かるなあ」とむしろ嬉しそうだった様子を、生命保険という概念の無いロシアの女性に話した。

自分の命を店に役立てたい。私はせつなさに思わず涙ぐんだ。そして「日本の女は、自分が死んだあとのことまで段取りしなきゃならないの」と言った。信子さんの気使いにサンクト・ペテルブルグの乳がん経験者も思わず涙を浮かべた。あのおしゃべりだったイリーナさんは皆の話す間黙っていたが、急に立ち上がり私をぎゅっと抱きしめた。

「日本の女性は世界で一番優れた主婦だと聞いている」と目を赤くしたイーラさんが言ってくれた。信子さんを思うと悲しかった。でも家族を思う信子さんのために泣いてくれたサンクト・ペテルブルグの女たちの優しさが嬉しかった。そして今は亡き信子さんも、ロシアの乳がんの友の胸に生きる存在になったと思った。

がん患者の救世主、アンドレイさん

アンドレイさんは、人の悲しみを背負うキリストの聖像を髣髴とさせる、物静かな中年の男性である。女たちの話を終始黙って聞いていたが、自分の番がめぐってきたと判断するとゆっくり話しだした。

「サンクト・ペテルブルグの人口、五〇〇万人のうち、年間七万人ががんと診断されます。特に、手術後のがん患者には社会的なケアーと精神的なケアーとが必要です。行政は県の保健政策の一環として、サンクト・ペテルブルグの八つの行政区にある主要病院にホスピスを設け、がん患者及びがんの末期患者を無料で入院させ、社会的ケアーを市民に提供しています。その他の病院にもホスピスの制度があって、専門家とボランティアーが協力して患者の精神的ケアーをしています。患者の希望によって、在宅ケアーも行なっています」。魂に触れるような低い落ち着いた声であった。

「アンチ・ラク」協会の三人が、医者であり精神療法士であるアンドレイさんを、敬い慕っているのが彼女たちの態度からよくわかった。アンドレイさんは、がんの末期患者に何よりの癒しとなるのは、宗教と関わりを持つことだと言う。最終的には、精神療法の専門家もロシア正教の僧侶の癒しには適わない、患者が最後に救いを求めるのは決まって僧侶だという。そして僧侶は患者だけにとどまらず、患者の家族とも関わって、悲しみに沈む家族の心に安らぎをもたらすのだそうだ。

彼自身の強まり行く宗教への関心から、アンドレイさんは彼の患者であった人々が神に召されて行く過程を物語にして出版している。特定の患者の話ではなく、亡くなった人たちへの鎮魂の思いをこめて、それぞれの人の思い出の断片を一つのストーリーの中にちりばめまとめている。それは美しい魂の物語だとボランティアーの三人は言う。

「アンチ・ラク」協会の代表者、イリーナさんは用事があると言って、娘のレーナさんと帰っていった。医学生だったレーナさんに女性のための医者になってねと祈るように言った。サンクト・ペテルブルグの乳がん経験者に会いたいという私の願いを叶えてくれたイリーナさんに感謝した。

イリーナさん母娘の後ろ姿をみながら、突然アンドレイさんが「皆さん私の家に来ませんか。ノリコ、貴女にお見せしたいものがあるのです。それに、家は歩いてすぐのところですから」と言った。ネーリャさん、スベトラーナさん、イーラさんの三人は小娘のように小踊りして喜んだ。私は九月の寒い街路に出るためにオーバーを取りに部屋に戻った。

アンドレイさんは私と宗教の話をしたかったと言う。特に仏教の死生観について聞きたかったのだそうだ。ネフスキー通りをネフスキー寺院の方向に向かって歩き、モスクワ駅の手前を左に折れさらに三ブロック、ゆっくり歩きながら、私は自分の理解する仏教の思想について語った。

マンサルダ劇場

アンドレイさんのアパートは、古い古い地区の古い古い建物の最上階にあった。建物の入り口は、一瞬、廃屋かと錯覚した。あんなエレベーターに乗ったのは生まれて初めてであった。カゴの中は二人がやっとの狭さで、ドシンドシンという大きな音のたびに僅かに下に落ち、その落下をバネにガガガガとまた上っていく。エレベーターのカゴを吊るすワイヤーが切れるのではないかとヒヤヒヤした。

三人が階段を上がって来るのを待つ間に、最上階のアパートはマンサルダと言って、以前は創作の場として芸術家に与えられた空間であり、彫刻家だったアンドレイさんのお母さんが所有していたのを彼が引き継いだと説明してくれた。

アパートの中はおよそ部屋という概念からかけ離れた、仕切りの無い広い空間であった。そこをアンティークの家具や調度を間仕切りに使って、居間や作業場の雰囲気と機能がうまく醸し出されていた。それだけでも一九世紀、帝政末期の芸術家の部屋に誘われたような気分にさせてくれた。ただし、目を半眼にすればという条件付である。目を開ければ、骨董屋の裏部屋、または芝居小屋の楽屋裏である。家具や道具の一つ一つは念入りの細工が施された年代ものだから、かっては高価な品々であったに違いない。しかしとてつもなく古くて今にも壊れそうだ。それらが所狭しと置かれてあるので、歩くたびに倒しはしないかと気になって仕方がなかった。

驚いたことにこのマンサルダにはさらに上の階があった。一人がやっとの幅の段差の高い階段を登るとにじり口に似た戸があり、その中は屋根の梁の縦横する文字通りの屋根裏であった。屋根の窓を開けると、サンクト・ペテルブルグの旧市街が一望できた。かってこの窓は手を伸ばせば天国に一番近い場所だったはずだ。この屋根裏で梁にぶら下がったり、空を眺めたりしながら多感な幼年時代を送ったならどんなに夢多い子供に成長するだろう。創作に行き詰まった時などここに来ると、本当に気分が開放されるとアンドレイさんは言う。屋根裏には暖炉で燃やすための丸太や木材が雑然と置かれてあった。

下に降りて、アンドレイさんの書斎兼寝室のコーナーに案内された。その一角に沢山の衣装がハンガーに吊るされている。タキシード、イブニングドレス、フレンチ・カンカンのための派手な衣装、よく見ると、日本の花嫁衣装まである。そのいずれもくたびれている。

結婚している様子もないこの中年のアンドレイさんという人はいったい何者なのだろう。一人でこのような衣装を着て変身し、いろんな役柄に浸る趣味のある人なのだろうか。少し不安になった。それにしても私の不安をよそに、三人は衣装に触れ子供のようにはしゃいでいる。

アンドレイさんは、「これは私の宝物の日本屏風です」と言って、裏側がぼろぼろの四つ折れ屏風を開いてくれた。思わず息を呑んだ。表には、見事な螺鈿細工の花が散りばめられている。紅い漆塗りの木枠がしゃれていた。他にも絹張りの地に日本の花鳥風月、富士山の絵をあしらった六枚開きの屏風があった。ひょっとしたら、日露戦争以前にこの地に住んだ日本の外交官、西徳二郎たちが残して行った遺産かも知れないなどと想像してみた。

アンドレイさんは着物を持ってきて私に着て見せて欲しいと言う。やがて彼はなぜこのような衣装を貯えているのかを説明しだした。がん末期の患者をここへ連れてくると、患者たちはこぞって今まで痞えていたがんの塊のようなものがすーっと消えて行くのを感じ、開放された気分になると言うのだそうだ。

そこで更なる精神の開放のために、患者にそれぞれ好きな衣装を選んで貰い、衣装をまとったら、自作の主人公になりきって演じてもらう。このセラピーの効果は驚くほどで、思いどおりの役柄を演じたあと、患者は人が変わったように明るくなると言う。そして他の役も演じてみたいから、次はいつアンドレイさんのアパートに来たらいいかときまって催促するのだそうだ。

アンドレイさんのことを、ほんの一瞬でも不審に思った浅はかさを私は恥じた。そしてこのマンサルダを骨董屋の裏部屋だとか、芝居小屋の楽屋裏みたいだと思ったのは間違いではなかったが、余計なことだったと反省した。

アンドレイさんは、お金のない病院に代わって自宅を患者に開放し、自前で一人芝居のための小道具を集め、希望のない病人に命の火を灯すサンクト・ペテルブルグのがんの救世主なのだ。彼の活動を知る人が、衣装などを持ってきて寄進してくれると言う。人の善意は嬉しいことに人から人へ伝わっていく。

ネーリャさんは「いつ来てもほっとする。私はここが好き」とうっとりして言う。火の気のない部屋の寒さも気にならない。なぜなら、彼女たちは末期がんの患者がここで燃えることを知っているからだ。そう思うだけで、彼女たちも熱くなる。

不思議な気がした。我欲を離れ、人のためだけに生きるアンドレイさんのような人に会ったのは初めてであった。俗世の汚濁の片鱗も感じさせない人だ。アンドレイさんやボランティアーの人たちがこんなに純粋でいられるのはいったいどうしてなのだろう。

ソ連の社会主義体制が滅び、ロシア全体が市場経済に移行しつつある中で、ロシア人は戸惑いつつも必死に今を生きている。ほとんどの高齢者は社会主義の理念を正しいと信じ、またはそう思い込まされて、与えられた役割を果たしてきた。それなのに自分たちの活躍した歴史の舞台が無くなってしまった。もう幕は下りた、自分の出る幕は二度と上がらない。そう実感すると、自分の過去は自分の人生はいったい何だったのだろうと虚脱感に心が沈む。しかし現実には今日のパンのために戦わなければならない。

そんな中高年にがんや心臓病といった命取りの病が襲いかかる。背後には、自分の過去の否定という現実がおっ被さり、前方からは病と死に対する恐怖と窮乏が迫る。出口なしの状況の中で人は為すすべもなく無気力のまま、この世と別れなければならない。家族や知人に絶望だけを置き土産にして。

それではあまりにも悲しすぎる。たとえ死は避けられないとしても、そこに到る僅かの時間を人間らしく生きる方法はないものだろうか。自力で絶望の淵から這い出すのは無理だ。しかし誰かの一押しがあれば、消し炭にももう一度火が灯るかもしれない。この一押しをする役をアンドレイさんやネーリャさんスベトラーナさんイーラさんたちが演じているのだ。そして患者たちは彼らの力を借りて一人芝居を演ずる。誰も皆、これは虚構であることを知っている。しかしかまうものか、所詮この世はすべて虚構だ。虚構の舞台で虚構と知りつつ不条理を演じ続けて来たのではなかったか。

患者たちはいままでの人生のように、上からの指令に従った端役ではなく、自作自演の主役を思う存分に演じる。自分がなれるとは想像もしなかった人物に感情移入して、初めてストレスから解放され無気力から立ち上がれる。思いどおりに自分を動かすことができる。そうなると楽しくなり、冷えきった心に温もりが通う。アンドレイさんたちは、患者の心に火を灯す手伝いをしつつ、患者たちの深遠の炎に照らされているのだ。

人口五〇〇万人（現在、四五〇万人）のサンクト・ペテルブルグに公立のホスピスだけで八カ所もある。人口八五〇万人（現在一二〇〇万人）のモスクワには公立のホスピスはない。一九九二年までは、モスクワ郊外のヒムキにペンシオナートNo.1と呼ばれた有料の老人ホームがあった。しかし理想的な老後の楽園の扉は、元ノーメンクラツーラや世界的な音楽家や芸術家、政府や軍の高官といったほんの一握りの裕福な特権階級にだけしか開かれておらず、その意味ではホスピスは皆無であった。

モスクワの友人、タマーラさんの話だと、モスクワでは、たとえがん末期でも、老人のほとんどは家で死を迎えると言う。ホスピス制度がないのと、医者や看護師が助かる見込みのない老人を病院に預かるのを嫌がるからだ。働く女性にとって、仕事と家事と老人の介護は耐え難い重荷である。（現在、モスクワには公立のホスピスが二つ出来たという。）

一九九一年のクーデター以前は、あらゆる点でサンクト・ペテルブルグがモスクワを凌駕していた。しかしクーデター以後、外国資本の一局投下の結果、モスクワは経済面でサンクト・ペテルブルグをみるみる引き離してしまった。それでも精神性を重んじる文化的蓄積が浅いモスクワにはがんの末期患者を精神的に励まそうとする施設の噂は聞かない。高額の入院費用が払える人のための施設ならあるやもしれぬ。その点では日本とモスクワは似ている。

町全体が崩壊の危機に瀕している、そんな状況の中でも、サンクト・ペテルブルグは末期がん患者にも手をさしのべる優しさを持っている。しかもそれを底辺で支えているのは市民の善意である。やはりサンクト・ペテルブルグは文化の成熟した西洋である。

ホスピスは聖地への巡礼者に食事や宿を提供し、精神的なオアシスとして中世のヨーロッパに点在していた施設に由来するという。一九五〇年代にイギリスで始まった近代のホスピスは「死を迎える場所」ではなく、患者が「積極的に最後まで生きる場所」である。オックスフォードのがんセンター、チャーチル病院付属のホスピス、ソーベル・ハウスでホスピスの在り方を学び、それをサンクト・ペテルブルグに導入したのはアンドレイさんであるが、彼は施設での生の確認という近代ホスピスの理念に、ロシアの魂で味付けしている。

アンドレイさんに別れを告げ、階段を下りて道路に出ると、なんだか天国から地上に降り立った気がして、ほっとした。私にはホスピスの概念がなかった。乳がんを患って以来、死と結びつくものはすべて避けて通りたいという意識がどうしても働いてしまう。だからせっかくロシア版ホスピスの手の内を見せてもらっているのに、なんだか個人としては今しばし無縁でありたいと願っている部分に素手で触れられているような気がして、口では感心しつつも心の何処かが落ち着かないでいた。だから地面に足が着いてほっとしたのだろう。

ネーリャさん、スベトラーナさん、イーラさんと私の四人でネフスキー通りをエルミタージュの方向に歩く頃には、食べものの話に夢中になっていた。ボランティアーのリーダー、イーラさんのボルシチとペリメニは天下一品だとネーリャさんが言う。時々イーラさん宅でご馳走になるのだそうだ。「ノリコも是非いらっしゃい。イーラさんが作ってあげるから」とイーラさんが言う。「じゃ、今度はサンクト・ペテルブルグにイーラさんのボルシチを食べに来るね」と私は言った。

やっぱり食べ物はいい。蘇らせてくれるもの。私はしょせん形而下的な世界を這いつくばったままで終わるのだろうと思った。ああ、それでいい。食べられる内が華だ。世界中の美味しいものを食べ歩こう。黄昏の華の町を華の四人が行く。

三　患者の命の拠り所——賄賂と善意と

マーマのおっぱい

その夜、ユーラの家に招かれた。メインの料理やケーキはナターシャが作るが、彼女の仕事場が遠いので、少しでも母を助けようと、大学院生のセリョージャが何種類ものサラダを作ってくれた。ロシアは夫婦共働きだから、日中子供を見てくれる親のいない夫婦は、子供をヤースリ（保育園）に預ける。ヤースリ制度は革命や第一次世界大戦の落とし子である。

なぜなら度重なる戦いで多くの犠牲者を出したにもかかわらず、戦後の国際競争に勝つために、ソ連は重工業発展政策の時代に突入した。絶対的な労働力不足を補うには女性を市場に駆り出すより他に方法はなかった。そこで政府は女性を囚われの家事から解放するという触れ込みで、保育園や幼稚園を各地域に作り、三食、おやつ、お昼寝つきで子供の面倒をみる制度を全ソ連に敷いた。そして同一職種に男女同一賃金を歌い文句に、夫婦二人の収入がないと生活できない価格体系を造り出した。

母親は毎朝ヤースリに子供を連れて行き、置いて行かないでと泣き叫ぶ我が子に後ろ髪引かれる思いで職場に急ぐ。こんな日々の積み重ねが、自分の手で子供を育てていないという罪の意識を母親に抱かせる。しかしナターシャはこんな思いをしなくて済んだ。ユーラのお母さんがナターシャのお母さんと協力して息子セリョージャとミーシャを家で教育してくれたからである。

ナターシャのお母さんはもういない。息子ユーラ一家と同居はしていないが、毎日孫の顔を見にユーラのお母さんはやってくる。その夜もユーラのお母さんはやってきて、私の隣の席に座った。料理が来るのを待ちながら、私はサンクト・ペテルブルグの「アンチ・ラク」協会についてお母さんに話した。

突然お母さんが私の肩を抱き、耳もとで囁いた「実はね、私も乳がんを患ったのよ」と。本当に驚いた。ユーラ一家と付き合ってもう一七年以上になる。彼らと私たち夫婦の絆は肉親以上に深い信頼で結ばれている。とくにユーラとは何でも忌憚なく話しあってきた。私が乳がんになった時も夫はわざわざユーラに電話で知らせていた。それでも彼はお母さんのことを話さなかった。

「乳がんがわかったのはユーラの一歳の時だったの。二カ月入院してね、乳房を全部取ったのよ」。「その間、お父さんがユーラの面倒を見ていたの?」。「ウウウン、隣の奥さんに預けたの。退院した時はしばらくユーラが私に懐かなくて本当に困ったのよ」。

切なかった。二〇代後半で乳房を失い、失意の内にもせめて我が子だけが心の支えと家に帰って来たら、その頼みの綱にまで恐がられ泣かれてしまうなんて。母親にとって子供は自分を支える命の存在であっても、分別が出来る以前の子供は時にはなんと残酷な存在なのだろうと親孝行のユーラを見ながら思った。私を励まそうとして小声で打ち明けてくれたお母さんの体験談だったけれど、悲しいことをお母さんに思い出させてしまった。

そして昨日、国立がん病院構内の「アンチ・ラク」協会の事務所で、イリーナさんがデンマークからの救援物資のプロテーゼを見せてくれた時、なんだか気恥ずかしくて、夫はもちろん女の私でさえ手に触れようとはしなかった。それなのに、ユーラはプロテーゼを手に取って片手両手でさまざまの角度から試し、長い間眺めていたのを思い出した。その夜、「ユーラは何のためにプロテーゼに触ってたんやろね」と夫と苦笑したが、今のお母さんの話であの時ユーラは何を感じ何を思い出していたのだろうと思うと彼がいじらしくなった。

お母さんの話で感心したのは、四〇年以上も前に乳房切除と簡単な再建を短時間に行なう技術が、ソ連にあったという事実である。西洋の乳房切除術の歴史は古い。しかし乳房再建の歴史は新しい。形成外科が発達したアメリカでも満足のいく乳房再建は、シリコンゲルが導入された六〇年代後半だと聞いている。しかしユーラのお母さんの手術は五〇年代に行なわれている。しかも当時一番近代化の進んだ大都市サンクト・ペテルブルグやモスクワではなく、極東の中国との国境地帯にある軍事都市、ウラゴベシチェンスクでのことである。そして四〇年以上たった今も、お母さんには身体のトラブルはまったくない。驚くべきことである。

手術待ち時間の決め手

九〇年代の医学の進歩は、五〇年代のそれとは比べ物にはならない。しかし医療をとりまくロシアの環境は悪化している。患者が薬を調達しなければ手術も受けられないという事実だけでもそれは明らかである。しかし乳がんと診断されて入院までの待ち時間が長くて二週間というのは悪くないと言うと、「待ち時間の長さは賄賂の金額による」と言って、ユーラは次のような話をしてくれた。

ユーラとナターシャ夫婦の友達が、最近子宮筋腫の手術を受けた。彼女は手遅れにならないようできるだけ早く入院させて欲しいと頼んだ。しかし医者は今空きベッドがない、それに、必要な薬品を買うだけの金が病院にはないから大きな手術は出来ないの一点張りである。そこで彼女は薬品を自分で調達する、それに手術は先生にプライベートにお願いしたいと言うとすぐ入院させてくれた。そして調達した薬と手術代と入院費で合計五〇〇ドル支払った。これだけでも平均月収一〇〇〜三〇〇ドルのロシア市民にとっては大変な額である。それなのに、彼女はさらに執刀医師に五〇〇ドル、看護師たちに二〇〇ドル、お礼としてプレゼントした。

ユーラは、「子宮筋腫の手術だけで一二〇〇ドルも要る。簡単な手術だけで月収の四倍も五倍も払わなければならない。しかも外貨でだよ。それでも手術して良くなると言うのなら話も分からないでもないが、彼女はそれ以後ずうっと調子が悪い。こんな不条理がまかり通る国が今時他にどこにあるというのだろう」と自嘲するかのような微笑みを浮かべた。

簡単な傷の手当すら満足に受けられない国で生きる人々が世界人口の半数近くいる事実を考慮すれば、贅沢な愚痴にすぎないかもしれない。ユーラの自嘲は、享受してきた、いやさせられてきた制度や体制が、足元から崩れ行く様を目の当たりにしながら、為す術もない庶民の無力を自分の中に見ているからだ。

しかしそれにしても手術代が月収の四〜五倍というのはべらぼうだ。物価が世界一高いと言われる日本でも、子宮筋腫の手術代なら三割の健康保険で平均月収以内で納まるはずだ。それでも手術費に一カ月分の給料を持っていかれると後の生活が日本の庶民にはこたえる。それだからいっそう、ユーラの友達が一二〇〇ドルも現金で払えたという事実に興味がそそられた。彼女は外資系の会社で働き、外貨で給料を貰っている人ではなく、普通のサンクト・ペテルブルグ市民である。給料の支払い遅滞が慢性化している国営企業の従業員である。

ロシアは九一年以来、インフレが激しく、貨幣の価値がひどい時には一週間、二週間ごとに変わった。九七年末までは貨幣の単位が天文学的数字に膨らみ、庶民は三桁の〇を外して計算する始末であった。そして九八年一月一日からデノミが導入された。あまりにも変化が速くてついていくのもやっとだから、庶民は貯金とはおよそ無縁だ。貯金をしても金を預けた銀行が現れてはすぐ消えていく。こんな状況の中での一二〇〇ドルである。そんな大金をどうやりくりしたのだろう。

ロシア庶民の底力

ロシア人がいざという時に帳尻を合わす力が出せるのは、年度末の調整にたけた日本の官僚同様、計画経済時代に身につけた能力の賜物のほかに、彼らが共同体人間であるからだ。自分一人で高額の外貨調達は難しくても、困った時に助けてくれる人間の絆があればなんとか苦境は切り抜けられる。これこそ庶民の底力である。困った時に助け合うというのは、当たり前のことだけれども、先進諸国では既に絵に描いたぼた餅で、棚から落ちてくることはない。もちろん子供のないロシアの老人やいわゆる弱者は、今となってはぼた餅の甘さを味わえない。しかし孤独死はまだ少ない。これはまだ、建造物やポンコツ車ほどに人間関係の荒廃は進んでいない証拠である。

オックスフォードで生活して、英語の夏期講習を受けるロシアの子供たちが異常なほど多いのも知っている。高い授業料を親は外貨で払っているのだ。高級百貨店で高額のイギリス製陶器セットを平然と買っているのもロシアの若いカップルだ。タータンスカートはいいお土産になると値段を気にせず何枚も買っていく。こんなロシア人が増えた今、一二〇〇ドルはなんでもない金額かもしれない。

しかし普通の庶民は闇屋じゃない。ましてマフィアにはなれない。だから外貨で貯めるのは難しいのだが、小金をタンスにしまっておくのは社会主義時代からのロシア人の習性になっている。サイラス・マーナーの心境かもしれない。違いは、必要とあらばその宝を他の人にも役立てる。それがロシア人だ。

四　六年しかたたないのに

ちょうど六年後の二〇〇三年九月、再びサンクト・ペテルブルグを訪れた。サンクト・ペテルブルグ市が誕生して五月で三〇〇年になるのを記念して、街の景観や歴史的建造物の化粧直しをしたと報道されていた。あの瀕死の街が甦るなんて！　付け焼刃でなければいいのだが。

ロシアとの交流を長く続けている或るセンターの情報誌に、サンクト・ペテルブルグ在住の平井順子さんが寄稿した三〇〇年祭に関する記事を読んだ。「昨年のうちに修理を終えた橋は、三〇〇年祭りの前にはもうサビサビで、修理前よりひどい状態になっていた。これと同じで、今キラキラに輝いている市内は、もうしばらくすると、ペンキが剥げ落ち、目も当てられないゴーストタウン状態になるだろうという意見もある」と。それでもサンクト・ペテルブルグの荘厳さは他の都市の追従を許さない。

英語の出来るネーリャさんに手紙を書いて六年前に会ったイーラさん、スベトラーナさんにも連絡してほしいと頼んでおいた。でもそれだけでは心もとなくて、親友のユーラにも会いたい人の名前、住所、電話番号を知らせて、前もって私が行くことを連絡しておいてもらった。ネーリャさん、スベトラーナさん、イーラさんと精神科医のアンドレイさんには是非会いたかった。サンクト・ペテルブルグの肝っ玉母さん、イーラさんは相変わらず、乳がん患者だけでなく心変わりした彼女たちの夫まで叱咤激励しているのだろうか。

六年前のような豪華ホテルではなく、ソ連時代に建設されたホテルに泊まった。外見はまああだが、部屋の内部は御多分に洩れず、スイッチというスイッチはすべて歪んで取り付けられてあり、バスタブにも洗面台にも栓はなかった。トイレットペーパーは手を触れるだけで、外れて転がり落ちるように工夫されていた。市場経済に移行しても計画経済時代となんら変わることなく、ソ連時代に作られたものはソ連時代の特徴をそのまま保持していた。

それでも私たち夫婦が泊まった部屋はデラックスといって、寝室の他に、もう一部屋居間兼応接室があった。お客を接待できるお皿やコップまで揃っていた。七人くらいならここでゆっくり話ができる。ユーラとネーリャさんが連絡してくれた人たちとここで会える。

ネーリャさんの電話では、イリーナ（イーラ）という人は三人いたが三人とも亡くなった。イリーナ・ペトローブナならいる。しかも彼女は明日ユーラが車で連れて来るという。そのイリーナさんはペリメニを作るのが上手な人かどうか聞いてほしいと夫に頼んだ。そうだと言う。万歳！　イーラさんに会える。

翌日、約束の時間どおりに全員が来てくれた。アンドレイさんはグラジオラスの赤い花束をもって。ユーラは松葉杖をついて。ネーリャさんは相変わらず優しい微笑みを浮かべて。でもイーラさんもスベトラーナさんもいない。その代わりに、アンチ・ラク協会の代表者、イリーナ・ペトローブナさんが白い百合の花束を抱えてにこにこしながら皆の後ろに立っていた。

私の横に座ったネーリャさんがすばやく小声で言った。「イーラは四年前に、スベトラーナは二年前に亡くなったの」。一瞬耳を疑った。信じられなかった。それでも部屋の中の会話は進んでいくから感傷に浸っている暇はなかった。夫が貴重な時間を割いて私のために通訳してくれている。私は質問と筆記を繰り返した。しかし肩の力が抜けて、リンパ浮腫で腫れた右手に持つペンの滑りは悪かった。

六年前と同じように、「アンチ・ラク」協会の代表、イリーナ・ペトローブナさんが早口で話しを独占した。二〇〇一年で「アンチ・ラク」協会は創立一〇周年を迎えた。カナダ大使館からロシア女性への支援金として、同協会に二四〇〇〇ドルが贈られた。乳がん女性のために医学上のリハビリ、心理上のリハビリ援助に役立てた。また水の中に浮かせたボトルを持って運動を行う新しいリハビリ方法が医者によって導入された。その効果が著しく、イギリスやカナダからの視察が続いていているという。

そして一〇年を期に『乳腺手術を体験した女性のための支援』と題する小冊子が「アンチ・ラク」協会から出版された。乳がんとは何か、その治療法を分り易い言葉で説明し、手術後の乳がん患者にイリーナさんが手渡している。この種の小冊子の出版はサンクト・ペテルブルグが初めてで、ロシアの他の地域にはないという。

このように「アンチ・ラク」協会が活動を続けられるのも、支援金のおかげであるが、カナダからの支援金も底を突いた。途方にくれているところへ、アメリカの個人が二〇〇三年の春に来て一年の支援を約束してくれたので、何とか協会運営を続けていられるという。ロシア側のスポンサーも今探しているところで、昨年までロシア政府の副首相で、二〇〇三年九月にサンクト・ペテルブルグの市長に圧勝で選出されたワレンチーナ・マトビエンコ女史も、二万ドルの支援を約束してくれている。五五歳になり、月四五ドルの年金を受け取る年金生活者になったとイリーナさんは言う。それでも引退はできない、乳がん女性のためにボランティアー活動と資金集めの活動はまだまだ続くから。

サンクト・ペテルブルグのがん患者数の増減について聞いてみた。サンクトには常に二万人のがん患者がいるという。その数は一定であるというのだ。罹がん率も高いが死亡率も高い。両者の数が拮抗している。「その理由は」とアンドレイさんがイリーナさんを制して口を開いた。環境悪化と経済問題から来るストレスが原因であると医者の立場から分析する。

ポンコツ車が我が物顔で疾駆渋滞するサンクトの空気の悪化は、吐き気を催しそうになる。新車の多いモスクワのほうが、まだ空気は綺麗になったような気がする。物価の高さは驚くほどだ。大衆向きレストランのホームメイドのケーキが一つ一〇〇ルーブリ以上する。日本円で四〇〇円以上だ。同額の日本のケーキとは質の点で比較するまでもない。

それに早期診断の制度はない。健康診断を希望すればお金がいる。旧体制のもとでは薬も手術もすべて無料であったが、今では最初に投与されるものだけが無料で、その後の薬はすべて私費となる。手術を受けた場合、最低でも薬代だけで平均一〇〇〇ドルはかかる。患者はお金がないからといって泣き、なかには自殺する人まで出てきた。まったく展望ゼロの現状であるという。

こんな状態の中で、乳がんから女性を救えるのは、自己検診による早期発見しかない。ドイツの或る会社が放送料金を払ってくれたおかげで、サンクト・ペテルブルグの女性に、乳がん予防のための自己検診の重要性と、必要性をテレビで呼びかけた。反響は大きく、多くの女たちが「アンチ・ラク」協会に連絡してきたという。

イリーナさんの話では、五月に四三歳の女性が協会に駆け込んできた。前の年、彼女は自分でしこりを見つけたが、この腫瘍はたいしたことはないと医者に言われ、自分でも大丈夫と思い込んだ。そしてダーチャ（野菜栽培のための夏の家、別荘のようなもの）に行ってしまった。そして気がついた時には、しこりがリンゴ大になっていた。もう手遅れであった。手術も不可と知って彼女は自殺した。自己検診の能力をつけることは大切だが、素人が自己診断を下す危険の落とし穴に嵌《は》まってはならないと呼びかけていると言う。

病院での診察を中断して私たちに会いに来てくれたアンドレイさんが帰ったあと、私たちは皆をすし屋に案内した。サンクトでもすし屋の多さに驚かされる。同じ通りに何軒もの日本料理店の日本語の看板が目に入る。今この街では日本食がはやりなのだそうだ。「らっしゃい」という威勢のいい声に迎えられたが、握っているのは韓国の若者たちで、運んでくれるのはアルタイ系やロシアの女性である。

初めての日本食に、イリーナさんは、魚を常食としたヤクートでの娘時代の生活を思い出し、はしゃいでいた。その傍でネーリャさんは、スベトラーナさんとイーラさんの最後の様子を小声で話してくれた。彼女たち三人は、サンクト・ペテルブルグの乳がん経験者が、乳がん患者のためのボランティアー活動を始めた最初のメンバーであった。

ホスピスでボランティアー活動をしていたスベトラーナさんは、非常に教育の高いインテリであった。彼女の冷静な判断力は患者の誰からも信頼されていた。彼女は自分の転移を知って、あらゆる治療を試みながら、人形作りやお花を楽しみ、旅行グループに入って積極的に活動した。エンジニアーの一人息子はウォトカに依存するアル中で、スベトラーナさんの長年の頭痛の種であったが、最近の結婚を期にぷっつりお酒を断った。彼女は息子の生活が安定したことに満足し、幸せな人生だったと言って二〇〇〇年八月に亡くなった。享年六七歳であった。

イーラさんは一九八一年、四一歳の時に乳がんになり、サンクト・ペテルブルグで化学療法を受けた第一番目の患者であった。九一年に「アンチ・ラク」協会設立当初からのボランティアーのリーダーだけあって、度胸の据わった誰もが好きになる頼りがいのあるロシアのお母さんであった。私が一番会いたかった女性であった。

彼女は転移後も歩ける間は、悩める乳がん患者やその家族のもとに出かけていた。人々は彼女に相談するのだが、彼女も患者であることを忘れていたとネーリャさんは言う。イーラさんは多くの患者が自分を頼りにしてくれている、私が生きている間は人々を幸せにするのだと言って、痛みを堪えて頑張り通した。そして最後は話もできなくなったが、それでも電話が鳴ると起きようとした。イーラさんが床に就いたきりになったのは最後の一週間だけだったという。一九九八年一二月、五八歳の若さであった。

「アンチ・ラク」協会の代表、イリーナさんは、私のリンパ浮腫の手をプールでのリハビリで治すようにと薦める。彼女の娘、レーナさんは、私との約束どおり乳がんの専門医になった、だからレーナが治療するからと言ってくれた。「ノリコ、レーナはもう三〇歳。結婚したがらないから私はいつまでたっても孫の顔がみられない」と笑って彼女はユーラと去って行った。ネーリャさんと私はしばらく黙ったまま抱き合った。そして同じ思いを口にした、「イーラとスベトラーナの分まで生きようね」と。

第五章　ブダペストの女たち

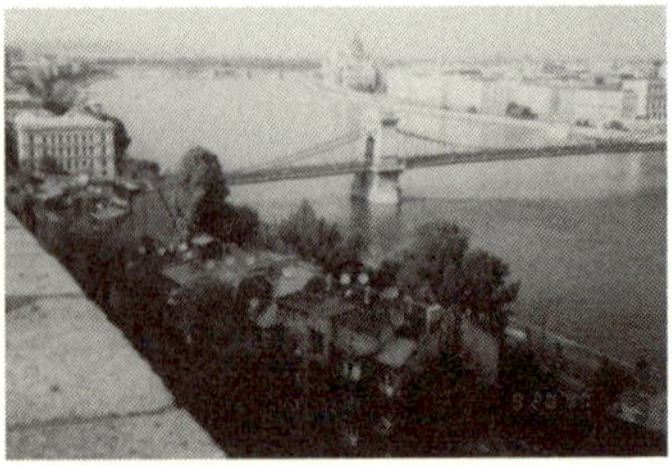
ブダペスト

一　医者を変えた女たち

異民族の通過する国

「ブダペストはどうだった」。レーナさんは私がヨーロッパやロシアからオックスフォードに持ち帰る土産話を楽しみに待っていてくれる。挨拶もそこそこに私の腕を掴み、もうこれ以上待てないと言わんばかりに尋ねた。

「うーん、お城からペスト地区を眺めるのも、ペスト側からブダ地区のお城やゲレルトの丘を見上げるのも本当にきれい。特に夜景は最高ね」と私は答えた。「えっ、お城だって。そんなもの終戦直後のブダペストにはなかったよ。銃弾の跡だらけで、暗い町という印象しかないわ」。

ポーランド人のハンガリーけなしと解釈できなくもないが、一つの国のどの時代を体験するかで、印象にこんなにも違いがあるものかと思った。旧東欧諸国の中でハンガリーが観光収入の最も多い国であるという事実にも、八〇歳をすぎたレーナさんには関心がないのかも知れない。

ハンガリーはドナウ川中流域に位置する人口一〇五〇万人ほどの共和国である。その面積は、四国、九州、中国地方を合わせたよりやや小さい。住民の九〇%以上がマジャール語を話すマジャール人である。民族の起源はウラル地方の遊牧民で、七〜八世紀頃から移動を開始した。先住民族を征服しながら南下を続け、一〇世紀には現在の地に統一国家を築いた。東洋の匈奴（フン族）の国、フンガロトンの誕生である。西欧の中にあって、ハンガリーとフィンランドは共にフン族が定住した東洋起源の国々である。

「歴史的に見て、どの民族も私たちの国にはただ通過地点としての関心しか示さなかったの。ただ壊して通り過ぎるだけ」と言ってハンガリーの友人アグネスは苦笑する。彼女の言うように、ハンガリーは、オーストリア、スロバキア、ウクライナ、ルーマニア、セルビア、クロアチア、スロベニアの七カ国に囲まれている。どの国もハンガリー平原を通過しなければ東西南北にある諸外国に出られない。

一四〜一五世紀、イステバンという賢者の王が統治し、国教をカトリックに定めた。彼の統治時代は中欧随一の強国であった。しかしその後は、侵略され、服従し、独立を求めて反乱を起こす、という歴史の繰り返しであった。マジャール族が創る、他民族がそれを壊す、またマジャール族が創り直す。したがって、ハンガリーの人々は忍耐強く、改良や創造力に富む。人口の少ない割には、ハンガリー出身者にノーベル賞受賞者が多いのも頷ける。

九六年ブダペスト滞在中に、ハンガリー国立美術館研究員のジョンジーさんに、折しも開催中だったナギバンニャ派の絵画展を案内してもらう機会に恵まれた。地理的条件とトルコに支配されていたため、ハンガリー絵画はフランスやイタリアの影響を受けなかった。その結果ヨーロッパにありながら、ハンガリーの絵画には独自の画趣があり、手法は決して洗練されているとは言えないが、見る人の心を絞るような不思議な感動を呼び覚ます魅力がある。

ナギバンニャ派とは、フランスのミレーたちをバルビゾン派と呼ぶのと同じで、ナギバンニャの土地で創作活動をした芸術家たちの総称である。ナギバンニャの画家たちが活躍した時期は、第一次世界大戦前のハンガリーが一番平和な時であったという。しかしその大戦でドイツ側に付いたため、ハンガリーは国土の三分の二を失った。そしてナギバンニャの土地はルーマニア領土となってしまい、ハンガリー人は民族芸術を育んだ彼らの魂の故郷まで無くしてしまった。

ジョンジーさんの案内で、レーナさんの言うお城のないブダ地区の写真をお城の中の展示室で見せてもらった。レーナさんの故郷ポーランドも、戦後ドイツ軍に破壊し尽くされた旧市街地を、僅かの写真と記憶を頼りに市民が再建したように、ハンガリー人もお城や漁夫の砦を見事に再構築した。第二次世界大戦末期、城に陣を張っていた軍は、進攻してきたソ連軍の攻撃に一たまりもなかった。「味方は進んで城を壊して敗走したのよ。自分たちの財産ではないからそんなことが出来たのよ」とジョンジーさんは腹立ちそうに言った。「えっ、ハンガリー軍が」と聞くと、「ドイツ軍よ」という答えが返ってきた。

ハンガリーを象徴する首都の城で、ハンガリー軍ではなく、連合軍であったドイツ軍とソ連軍が戦って破壊の限りを尽くしたという事実に唖然となった。ハンガリーとは何と悲しい国なのだろう。

そして大戦から四五年後の一九八九年五月、ハンガリー政府は、オーストリアとの国境に張りめぐらされていた有刺鉄線を除去した。そして東ドイツの人々が領土内を通過するのを黙認し、西側に逃がした。通過させることがきっかけで、鉄のカーテンが揚がり、ついに同年一一月九日、東西の壁が破られた。小さな国の勇気ある良識が、東西の緊張を瓦解させることになった。かくして彼らは、動乱に明け暮れた二〇世紀のヨーロッパに、平和をもたらす使者の役割を演じた。何世紀にも渡り、軍靴の蹂躙に耐え抜いたハンガリー人だけがなし得た文字どおり通過の儀礼の終焉であった。

予期せぬ病院訪問

九七年九月、サンクト・ペテルブルグの乳がん患者を支える「アンチ・ラク」協会の人たちとの出会いに熱くなった思いを抱いてブダペストへ飛んだ。いくら寛恕《かんじょ》の忍耐をもって多民族を通過させてきた国民であっても、がん細胞の体内通過まで許すはずはない。この国の女性は乳がんにどう対応しているのだろう。言葉がまったく通じないとあっては市民と語るすべもなく、まして乳がん事情など知る由もない。

ブダペストに到着した夜、ハンガリー世界経済研究所主任研究員のエヴァ・エーリッヒさんに電話した。ロシアの乳がん患者たちとの思いがけない交流を話し、今度来た時はこの国の乳がん患者とも会ってみたいとチラッと希望を洩らしてみた。

三〇分もしない内に、エヴァさんから電話があった。「ノリコ、明日、一〇時半にホテルまで迎えに行くから。病院へ行くのよ」。「えっ、病院へ」。「がん治療専門の病院よ。私にまかせて。じゃあ、明日、一〇時半ね」。彼女はハンガリーを代表する経済学者で、政府がその頭脳を必要とする重要な人物である。日本の若いハンガリー研究者たちは、恐れ多くてエヴァさんに会見を申し込めないと言っているのも知っている。でもエヴァさんの実力が病院にまで及ぶとは思ってもいなかった。嬉しかった。

翌朝、ホテルから病院までの間、エヴァさんはブダペストの古い地域、オブタを運転しながら、その辺りの歴史を説明してくれるので、今日の予定を聞きたくても切り出せない。そのうち病院についてしまった。「ホラ、ここよ。私が京大にいる間に、私の母ががんでこの病院で亡くなったの」。それ以上は聞けなかった。

病院の受付で約束の時間を数分待たされた。僅かの間もエヴァさんにはもどかしい様子であった。政府の重要な会議がすでに始まっていたからだ。エヴァさんが無理をしてお膳立てしてくれたのだ。私はただ感謝して成りゆきにまかせ、黙ってご馳走に預かろうと決意した。やがて現れた長身の女性とマジャール語で話すと、エヴァさんは「じゃあノリコ、今晩電話するからね」と言って、足早に立ち去った。

「ハンガリー・ホスピス協会」

病院内ですれ違う人々は皆白衣の人である。でも素敵なレンガ色のスーツに身を包んだ知的な感じのこの女性はどうも医者ではなさそうだ。誰なのだろうと思いながら案内されるままに、薄暗いが清潔な廊下や階段を進んだ。ついに、中庭に面した明るく広々した空間に出た。四病床分はゆうにある。そこにはソファーや本棚が置かれ、花や人形が壁面を飾り、廊下側の壁面を取り払った小綺麗な女の部屋という感じであった。数人の女性が本を読んだり、編み物をしたり、書類に目をやりながらコーヒーを飲んでいた。

私たちの姿を目にすると、全員立ち上がった。案内してくれた女性は一人一人の名前と肩書きを披露し、最後に自己紹介してくれた。彼女は社会学者で、「ハンガリー・ホスピス協会」の会長、カタリン・ムスベクさんという。ほかの女性は、同ホスピス協会の中心メンバーで、全員が社会学者または社会学を研究した女性たちである。私は、いきなり、がん病院のホスピス・セクションに案内されたわけである。

カタリンさんの説明が始まった。従来ハンガリーのがん治療は、手術または抗がん剤、放射線治療、そしてまた抗がん剤のいわゆるサンドウィッチ療法だけであった。化学療法への恐怖の緩和といった医学分野を越えた領域で自分たちの専門知識を活かしたい。そういう思いを抱いた社会学者、心理学者、精神科医、精神療法士、社会心理学者、ソーシャル・ワーカー、グループ・セラピスト、聖職者、医者などの専門家一二人が集まった。一九八六年のことであった。

一二人のうち何人かは毎日マルギット病院のがん患者のもとに通った。全員仕事があるので、すべての患者を訪問することはできない。そこで広告を出して、ボランティアーを募った。ボランティアー志願者はどんどん集まってきた。九七年の時点では、七三の自助グループができ、入院患者や外来患者の情報サービスに努めている。これがハンガリーのボランティアー運動の始まりになったという。

がんを患って二年経過した患者をセラピーの対象とした。まず一〇分間患者に体操をしてもらい、どう感じるかを尋ねる。そして刺激のないように、自分自身を語ってもらう。不満や心の叫びに耳を傾け、心理セラピーを行なう。

二日目から精神療法を取り入れる。そして体操のあと小冊子を患者にわたし、次に来た時にそれを読み取る。患者の心がリラックスしたところで、専門医が強めの化学療法を行なう。これが彼らの治療法である。治療が終わると、三カ月後に様子を見に行く。その後は一年に一度見に行く。

彼女たちの熱意が実り、一九九〇年、ハンガリー・ホスピス協会が発足した。政府からも資金が提供されるようになり、国会議員たちも会員になって、一人年間六〇〇フォーリン払ってくれると言う。面白いことに協会のボランティアー・メンバーの八〇%はがん経験者で、そのほとんどが乳がん患者であるという。

協会本部であるこの場所は、マルギット病院腫瘍セクション部長のカタリンさんの夫が、病院当局と交渉してくれて確保できた。彼の研究室の真向かいにある空間である。ソファーや飾り棚などは、患者からの贈り物だそうだ。

医者を変えたブダペストの女たち

メンバーたちの教化活動によって、がん患者の死にたいする態度が変化したという。今では家で最期を迎えるのが一番と、どの患者も思っている。しかしなによりも孤独は禁物である。だから協会のメンバーは家に行って看護する。特に、四年前から口頭によって症状をコントロールする行為に加えて、ペイン・キラーの使用が同協会に許されるようになった。その結果ホーム・ケアー制度は、ホスピス協会に帰属することになった。

家で最期を迎えられない患者のために、マルギット病院にはホスピス用の部屋が二五室、ベッドは五四、専門医は八人いる。教会での心の安らぎを求める末期がん患者の希望を叶えるため、一年前、病院内に礼拝堂を新設したと言って案内された。ここの聖像に癒されて、全員安らかに往生を遂げると言う。階段式の小さな部屋のステンドグラスを背景にして、聖像は階段の一番下にある。寝たきりの患者でも、ベッドのまま運んでもらうだけで、上から像を拝めるよう設計されている。必ず日に三度、カトリックの僧が来る。経済的に苦しいはずの国が、最後を迎える患者にこのような優しい配慮が出来るなんて、カタリンさんたちハンガリー・ホスピス協会の女性メンバーの力は大きい。

教科書どおりの心理療法や精神療法だけに頼っていたのでは患者の心は掴めない。それはカタリンさんたちにも分かっていた。ターミナル・ケアー（終末医療）に関わるには何をなすべきか、実際に予測はつかなかったと言う。ともかく、医者、看護師、ボランティアーたちが、毎日午後に集まり、六週間にわたりグループ・ミーティングを行なった。その際立場の違いを理解するために、一五人の小グループに分け、医者と患者とオブザーバーの役を演じることにした。医者が患者を、患者が医者を演じる。

そして六週間後、医者の態度がまったく変わったと言う。どう変わったのかと聞くと、その変化は診察時の医者の態度に顕著に現れ、医者は患者の訴えをよく聞き、優しく接するようになった。そして医者たちは月に一度、自発的に相談日を設け患者の悩みを聞くようになったと言うのである。カタリンさんたちの試みは、ついに医者の態度まで変えることになった。

ハンガリーの乳がん

カタリンさんたちの役割交換の実験劇を体験した医師の中にエゴン・シュバシュティク先生がいた。彼は外科医で、乳がん手術が専門である。前にも触れたように、ハンガリー・ホスピス協会のボランティアーの八〇％が乳がん経験者である。ハンガリーの乳がん患者の信頼を一身に集めるエゴン先生が実験劇に参加していたのは言うまでもない。午後からそのエゴン先生を訪問することになります、とカタリンさんが言った。そして彼女はジョンジーさんとバトンタッチした。

ジョンジーさんは二〇年前に乳がんの全摘手術を受けた。その五年後、骨に転移しホルモン治療を受けた。彼女もハンガリー・ホスピス協会の主要メンバーで、同時に「ハンガリー国立がん患者協会」の副会長を勤める。最近肝臓の調子が悪いとのことであったが、顔が土色に近いのが気になった。

エゴン先生の勤務する鉄道病院は、ブダ・ケシという文字どおりブダ地区を越えた所にあった。お城の向こうによくもこんなに曲がりくねった道が続くものだと思うくらい、山合いを縫ってタクシーは走った。ジグザグと車は登っていく。車寄せで降ろされ、門をくぐって坂を歩いて登る。坂の左手は深い谷で、谷の向かいにはまた同じような丘陵が続く。丘の上に建つ病院は四方丘陵を望むことができ、こんな病院でゆっくり静養すれば、どんな病気も早く癒えることだろう。

車の中で、ジョンジーさんから、乳がんは産婦人科医が毎年の定期検診で見つけるのが圧倒的に多いという話を聞いた。ただ問題は、女性が進んで検診に行きたがらないということにあるという。

エゴン先生は患者を待たせていた。しかしジョンジーさんの顔を見ると、すぐ私たちを診察室に招き入れてくれた。「ハンガリー国立がん患者協会」は事実上、エゴン先生と副会長のジョンジーさんと会長のマリオさんの三人で運営されていると言う。

エゴン先生によると、ハンガリーの乳がん罹患率はヨーロッパ各国とほぼ同じで、女性一一人に一人の割合である。毎年新たに五〇〇〇人が乳がんと診断され、その内二〇〇〇人は死亡する。発見が遅れるのと、乳がん年齢が四〇代にまで下がり転移が早いこととが、死亡率を高めている原因であると言う。年齢が下がったとは言え、ハンガリー女性は七〇歳でもまだ乳がん年齢だそうだ。

一〇年くらい前からマンモグラフィーの導入で、乳がん年齢の女性の八五%の早期発見が可能になった。国内の五カ所で、マンモグラフィーによる検診が行われている。導入後の乳房温存と全部摘出との割合は、半々であると言う。

乳がん手術には三つの選択肢があると先生は続ける。第一は乳房温存、第二は徹底保存、第三は全部摘出である。第二を選択する人は、乳房の同時再建を行なう。第三を選択する人は本人が希望すれば後で乳房を再建できる。乳房は女性の心理問題と関係するので、患者と慎重に話し合いを重ねると先生は話す。それでも再建に踏み切る女性は五～一〇%にしかすぎないらしい。

一九九二年、アメリカでは乳房再建にシリコンの使用が禁止されたが、ヨーロッパでは法的に禁止されておらず、九七年当時でも再建にはシリコンが使われていた。もっとも女性はシリコンに不審の念を抱いているが、と先生は付け加えた。シリコンの扱いは来年度の五月に変更される予定で、NHSの許可を取り、保険が使えるようになるとのことであった。

待たされている乳がん患者のことを考えると、長く先生の時間を取るわけにもいかず、お礼の言葉もそこそこに退散した。綺麗な英語を話し、当たりが柔らかで知的な感じの二枚目の先生だった。それで腕の確かな医者とくれば、ハンガリー随一の名医と患者たちから慕われて当然である。何よりも、患者の気持ちを一番大切にしている先生と話し合えたことが嬉しかった。

帰りのタクシーの中で、ロシアの乳がんや子宮筋腫の実状をジョンジーさんに話した。そして収入が少ないのに、手術のためには最低一〇〇〇ドルが必要で、しかも薬の類を病人が調達しなければならないと伝えた。するとジョンジーさんは、「手術のための薬まで用意する必要はないけれども、ハンガリーでも、手術をお願いすれば、お礼も含めて七〇〇ドルはいる」と答えた。旧社会主義諸国の中の優等生と思っていたけれども、ハンガリーよ、お前もかと肩を落とした。

ジョンジーさんは運転手に私の行き先を告げると、「ここが一番私の家に近いので失礼します」と言って車を降りた。「また世界の何処かでお会いしましょう」とも言った。

「ハンガリー国立がん患者協会」

タクシーは、「国立がん病院」の検問所兼守衛詰め所の前で止まった。これ以上車の立ち入りは禁止で、車はバックで去っていった。兵服姿の武器を腰にした男が私のほうに近づいてくる。マジャール語が一言も分からないというのは、やはり無力なものだとこの時痛感した。マリオさんに会いにきたと英語でいうと、マリオという語を理解したのか、あるいは日本人が来るという連絡が前もってあったのか、男は頷いて右手にある二階建ての古い建造物をこん棒で示した。

一階の廊下を突き当たりまで進んだ。どの部屋にも南京錠が掛かっていて黴臭い。二階へおずおずと上がってみた。廊下の奥に一カ所だけ人の気配のする部屋があった。殺風景な廊下とは対照的に、室内は明るく小綺麗であった。窓に近いほうに、机が四つ向き合って並べられ、書類戸棚が一方の壁に並ぶ。壁の反対側は、木製のジャバラの扉になっていて、扉の奥には流し台やレンジ、戸棚があった。机の上には花が飾られ、入り口に近い空間にはソファーが置いてあった。数人の女性が電話で話している。

今朝、マルギット病院内のホスピス協会の本部で、終始ニコニコしていたマリオさんが立ち上がり、大柄な女性の座るソファーに私を案内した。マリオさんがマジャール語で話しだすと、その女性が英語で同時通訳してくれた。マリオさんの得意はドイツ語である。それでわざわざ私のために、英語の通訳まで準備してくれていた。通訳もボランティアーで、ハンガリー国立がん患者協会に登録している。必要な時に、手の空いた人が協会のために自分の能力を役立てる賢いシステムだ。

旧社会主義諸国の女性の学歴は、西側諸国の女性と比べると非常に高い。ロシアなど大学生の

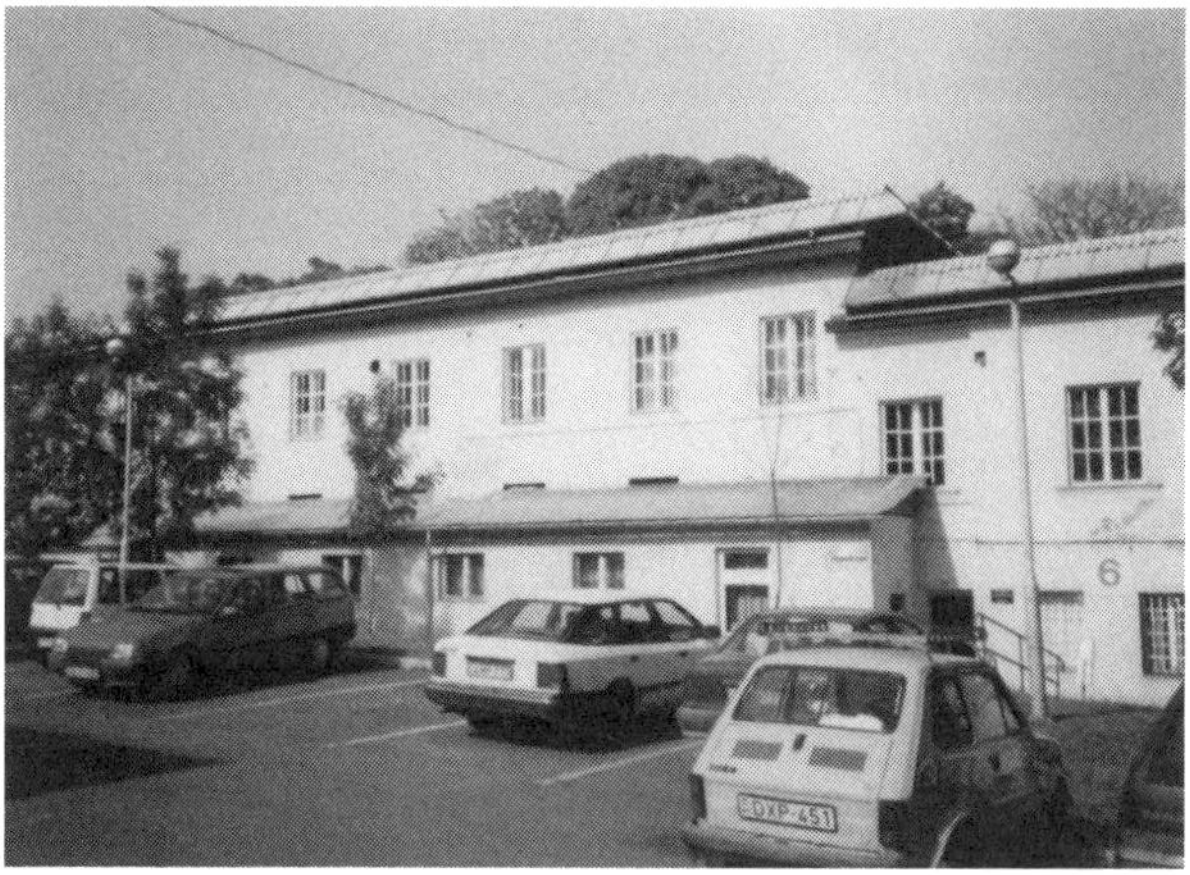

ハンガリー国立がん患者協会本部
（1997年9月、ブダペストにて）

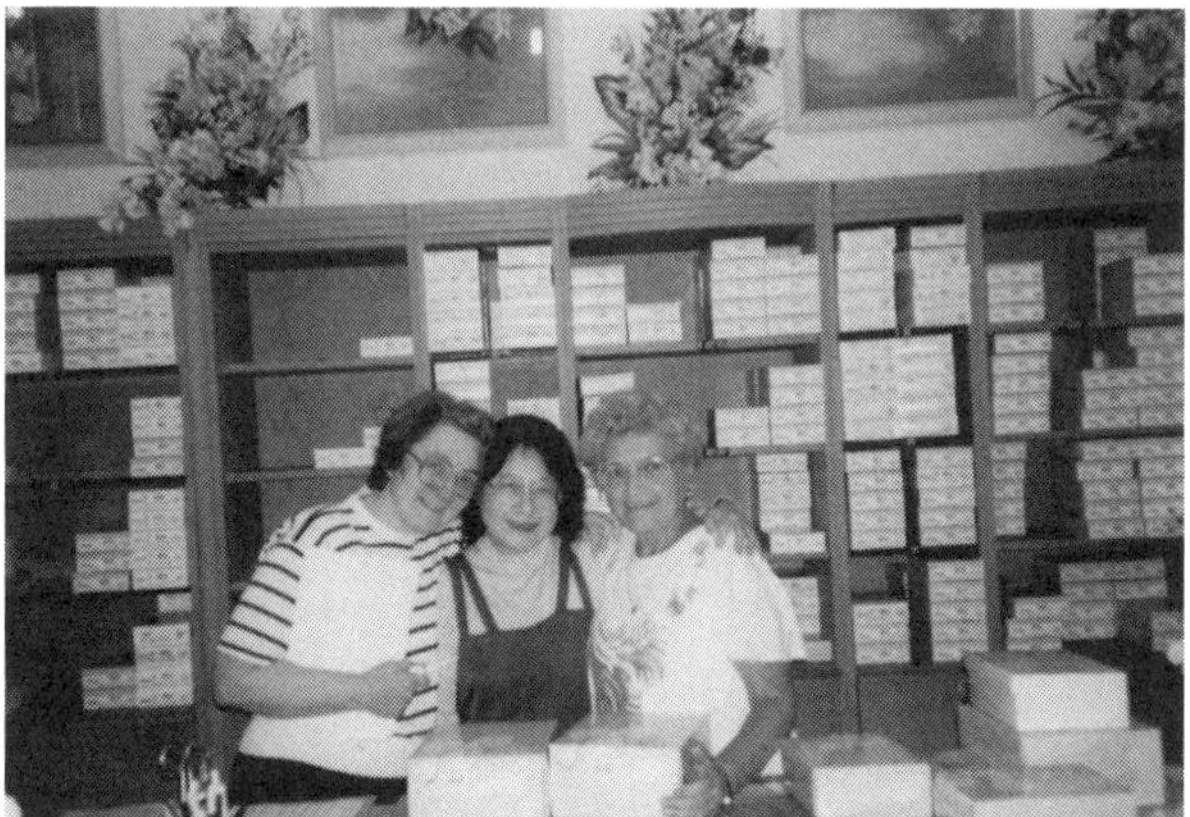

会長マリオさん（左）と、乳がん患者にプロテーゼを売る店「アニタ」の店長
（1997年9月、ブダペストにて）

六〇%が女性である。従って、大卒の女性には二~三カ国語を話せる人が多い。特にハンガリーは小国で、エゴの塊のような大国に囲まれている以上、言葉は生活の必需品だとハンガリー人は言う。題名は忘れたが、昔読んだビクトル・ユーゴーの作品の中に、ハンガリーのホテルに着くと、ボーイがまず「言葉は何にいたしましょうか」と尋ねるくだりが、子供の頃の私を感動させた記憶がずうっと今でも残っている。そして夫に伴ってハンガリーをしばしば訪れるようになって、ユーゴーは正しかったと実感した。

マリオさんは著名な社会学者であった。乳房に次々とがんを患い、両方を失うと早期に退職した。そして乳がんを経験した、あるいは、その恐怖に怯える女性たちから相談を受けるようになった。人望の厚い彼女のもとに、同僚の社会学者や医者や患者たちが集まるようになった。そして政府から国立がん病院敷地内のこの建物の一室の使用が許可され、ハンガリー国立がん患者協会が発足した。会長はマリオさん、患者代表のジョンジーさんが副会長、医者代表がエゴン先生である。

この建物もあまり使われていないようだが、それにしても、サンクト・ペテルブルグの「アンチ・ラク」協会のあの廃墟同然のおんぼろ本部とはなんという違いであろうか。

マリオさんも通訳のローザ・マンドキさんも社会学を学んだ人である。そうだ、エヴァさん以外のハンガリーのもう一人の親友、チャバ・マコーさんも社会学者だ。彼の名前を口にすると、二人の顔に思わず笑みが浮かび、「個人的な面識はありませんが、マコーさんはハンガリーを代表する有名な学者ですから存じております」とマリオさんが言った。マンドキさんは中学校の英語の先生で、マコーさんの息子アンドラスを受け持った。最近結婚すると報告に来たと言う。世界はなんと狭いのだろう。

このように話している間も、二人の女性は電話でがんの相談に答えている。そうこうするうちに、一人は電話では埒があかないから、患者の自宅に出向くと言って部屋を出ていった。相談にのるといっても、それぞれ個人の抱える問題が違うだけに微妙で、医者にとってもインフォームド・コンセントが必要か否か、現在法改正が審議されている最中であると言う。

マリオさんの話——現在、ハンガリーのがん治療は、ブダペストの他に全国を六地域に分け、各地域に二カ所ずつクリニックがあり、手術、化学療法、放射線療法が行なわれている。乳がんの手術は腫瘍科または婦人科で行なわれる。がんセンターはブダペストのこの国立がん病院だけで、難しいがん患者はすべて、全国からこのセンターに送られてくる。

この病院ではあらゆる治療が可能だが、ただMRIだけがないとジョンジーさんと同じことを言った。MRI機器を一定温度で管理するのにコストがかかるため、旧社会主義国での導入は難しいでしょうと、京大病院放射線科の若い医師はこともなげに言った。経済を軌道に載せるには、借款したドルやマルク、円を工業化のインフラに回さなければならないだろうが、まず人があっての国である。政府もMRIの一台くらい導入するべきだ、先進諸国はもうPET（陽電子放出型断層撮影装置）の時代に入っているというのに。チェルノブイリの原発事故で、放射線を多量に浴びたウクライナのジトーミル中央病院には日本のNGOの送ったエコー機器が一台しかない。しかも映像写真の印刷はお金がなくて出来ないというひどい状態を思い出したが、でもここはウクライナではない。ハンガリーである。

病院の中を案内された。建物はドッシリ落ち着いていて、内部の大理石と木のコンビネーションが素晴らしかった。歴史的に由緒ある建造物といった感じで、誰も病院だとは思わないだろう。

二　ブダペストにあって、京都にないもの

ブダペストのプロテーゼ

「いいところに行きましょう」と誘われ、病院の外に出た。マリオさんもマンドキさんも帰り支度であった。病院はお城裏側の山の下にあるが、その前の道も横の道も狭く急勾配の上がり坂である。病院の広い空間とは対象的に、向かい側の坂道には三階か五階建てのレンガ造りの古いアパート住宅がビッシリと建っている。この一窓一窓の中にはどんな人生があるのだろう、とふと口を滑らせた。マンドキさんは、「以前はこのような中心部は住環境としては良かったけれど、住民の高齢化が進み、しかも政府の住宅私有化政策で、アパートの買い取りを迫られ社会問題になっている」と教えてくれた。

病院の斜向かいにある建物の一階に小綺麗な店があった。「アニタ」というおしゃれな看板がか

かっていた。ハンガリーのどの店にもない活気が店の外まで溢れ出ている。なんだろう。道路側のショウ・ウィンドウには色とりどりの海水着が人目を引く。店中のショウケースには、さまざまなタイプのブラジャーが並ぶ。後ろの棚にはブラジャーケースがびっしり積まれている。ショウケースの後ろに小柄な女性が立っていて、マリオさんを見ると声をあげて歓迎した。

この店は、乳がんで乳房を全部摘出した女性に、乳房を補正するプロテーゼやブラジャー、水着を提供している。オーストリアとの合弁で一九九〇年にオープンした。特許はオーストリアにあるが、製品はハンガリー製であるという。働いている女性たちは皆、ハンガリー国立がん患者協会のメンバーで、乳がん経験者である。聞き忘れたが、全員の雰囲気からして、この店は同協会運営の事業の一環であるに違いない。働く女性はパートで、ローテーションを組んで店に出ている。皆楽しそうである。乳房喪失後も仲間と一緒に働ける楽しさが、活気となって店の外にも溢れ出ているのである。

店で働いていたもう一人の若い女性は、「去年神戸に行ったんですよ」と私に英語で話しかけてきた。「まだ地震の傷跡が残っていたでしょ」。「そうだけど、でも短時間であれだけ復興出来るとは、やはり日本人の力はすごいですね。神戸でブラジャーを捜し歩いたのですが、日本のサイズはどれも私たちには小さすぎて」。全員どっと笑った。

カウンターにいた小柄な女性は、プロテーゼをもって自分について来いと私に合図する。四つある試着室のカーテンの一つを開けると、私を押し込み彼女も入ってきた。服を脱げと手真似で合図する。言われるままに上半身を脱いだ。すると彼女がカーテンの外に向かって大声で何か言う。するとマリオさんたちがカーテンを開けて覗きこんだ。そして口々に何か言っている。一人離れていたマンドキさんが、「あなたの手術跡は綺麗だと言ってるよ」と教えてくれた。

「ありがとう」と言うと、マリオさんももう一人の若い女性も私の試着室に入ってきて、カーテンを閉めた。そして全員上半身裸になって、自分の手術跡を見ろとばかりに胸を突き出した。マリオさんは両乳房のなくなった傷跡の上を両手でさすって、「分かった」といわんばかりに私ににっこり笑いかけた。私たち乳がんを患った女性は、国が違っても言葉が通じなくても、同じ経験を共有したことで分かりあえる。言葉もなにも要らない。この傷が何よりの連帯の証である。

小柄な女性は私のブラジャーの中にプロテーゼを入れた。私は温存だから、プロテーゼを入れると手術を受けたほうがよけいに盛り上がる。変な感じだったが、試着室を出ると、全員私の胸に触って、「うん、このほうが絶対いい」といわんばかりに満足げであった。小さな身体の私たち乳がん経験者のエネルギーは、一人乳がんを経験していない大きな身体のマンドキさんを部屋の隅に小さく追いやっている。それほど私たち乳がん経験者のパワーは爆発していた。

そのプロテーゼを私にプレゼントしてくれると言う。この国の最低賃金は月一六〇〇〇フォーリントであることを、マコーさんから聞いて私は知っている。プロテーゼの一番安いのでも一五〇〇〇フォーリント（約一万五〇〇〇円）である。一カ月の給料分もする高価なプロテーゼをいくらマリオさんの好意とはいえ、頂くわけにはいかない。すったもんだの末、「それではご好意に甘えて、このプロテーゼはありがたく頂きます。つきましては、この品は日本では手に入らない貴重な品ですから」と言って、もう一つ同じプロテーゼとブラジャーを買い求め、売り上げに協力することでささやかなお礼のつもりにした。

男性もブラジャーを買いに来る

そんなやりとりの最中に、三〇代くらいの、比較的かっこいい男性が店に入ってきた。私には異様なこととしか思えなかった。買い物をしたり、マリオさんたちと話す合間も、チラチラと男を観察した。店の人もマリオさんたちも別に彼のことを気にしている様子はない。男はブラジャーを買って出ていった。暫くすると、今度は六〇歳くらいの、髭もじゃの太った男が入ってきた。ダミ声で怒鳴るように何か言っている。店の女性は二人がかりでその男に応対していた。やがて男は包みを抱えて店を出ていった。

そして皆の態度から、この国では乳がんを患った妻やガールフレンドのブラジャーのサイズをその夫やボーイフレンドたちが知っていて、女たちに代わって買いに来るのが当たり前になっているということに気がついた。なんと開けた国だろう。男がこれほど開放されているということは、女の力がすごいに違いない。そして男が優しいに違いない。乳がん患者のためのブラジャーを売る店がこんなに堂々としているのは当然である。

それにくらべて経済大国だかなんだか知らないが、プロテーゼを買うのにブラジャーメーカーの裏口からそっと入らなければならないなんて、日本の乳がん患者はなんという屈辱を味わわされているのだろう。

手術後の患者のために、医者やメーカーが患者の便宜を計って、病院内にプロテーゼやブラジャーのコーナーを設けるようにすれば、乳がん患者も人の目を気にしないで胸のおしゃれを楽しめる。そして一般女性の乳がんへの関心を高めるという啓発の意味でも、「アニタ」のようなおしゃれな店が銀座や心斎橋や河原町通りに現れないものか。

マリオさんたちの運動は着実にこの国に根づいている。太陽のような笑顔を残してマリオさんたちは夕闇のブダの町の雑踏に消えていった。私はブラジャーとプロテーゼの入った袋を抱きしめた。うん、このプロテーゼの一つを、乳房を失って大騒ぎのまりちゃんにプレゼントしよう。

長い一日だった。一日に三つも病院を訪問することができた。この国の乳がん患者と治療のあり方、なによりも体制変換後の経済問題を抱えるとはいえ、ハンガリーが患者を支援しようとする成熟した大人の社会であることを理解することができた。こんな充実した一日を送ったのは最近なかったように思う。幸せな気持ちで、ライトアップされた国会が映えるドナウの川面を眺めた。エヴァさん、ありがとう。

三　リンパ浮腫の救世主

学識をリンパ浮腫治療の実践に活かして

ブダペストの病院訪問はこれで終わりではなかった。マリオさんは私の右腕のリンパ浮腫を心配して、きっと治る、専門医に会わせると言って手配してくれた。すべて今日言って明日には実現するそのスピードは、日本のお役所仕事やロシアの官僚主義を見慣れた私には信じられないことであった。

翌日、セント・イシュテバン病院のダロッチー先生に会いに行った。先生は二〇年間皮膚科専門の医師として働いている。一九八一年奨学金を受けてドイツに留学し、皮膚病理学を学んだ。当時誰も気にかけなかったリンパ浮腫に着目し、先生はドイツ滞在中にイギリスのモチマー教授のリンパ治療法を再び学ぶことになった。「再び」とは、リンパに関する研究はドイツに亡命したハンガリー人医師により体系化されており、先生もハンガリーの大学でリンパについてはすでに学んでいた。しかしリンパに関する医学的知識を単にタンスに仕舞い込んで終わらせるのではなく、リンパ浮腫治療の実践に活かすという使命を感じ、ドイツ留学中に再度その治療方法に取り組んだということである。

八九年から九〇年にかけて、ダロッチー先生は実践リンパ学の啓蒙活動を始めた。マリオさんたちと協力して三二カ所の高校をまわり、体操の時間にリンパの働きやその大切さについて教え、リンパ循環を促す体操を教えた。教化活動は同僚の医者にも及んだ。何故そこまでやるかというと、リンパ浮腫はがんとだけ関係するのではなく、スポーツなどによる外傷後に起きることのほうが多いからというのがその理由であった。またもやハンガリー社会は、がん手術やその他の原因により結果として起こるリンパ浮腫の分野においても、ダロッチー女医とマリオさんたち女性パワーによって覚醒させられることになった。

この病院の入院患者は六〇人。それに先生は毎日外来患者の診察に追われている。会見している間にも何度も秘書が入って来て忙しそうであった。ダロッチー先生は私の手に触れて、「貴女のリンパ浮腫はもう第三期だと思います。本来なら三期は治らないのですが、貴女の手はまだ柔らかいから、治療をすれば、ひょっとするとましになるかもしれません」と言われた。「じゃあここで治療を受けさせていただけますか」と思わず尋ねた。「ああいいですよ。治療を始めようと思われたら、秘書に連絡してください」。リンパ浮腫の治療が正規の病院で受けられる。私は飛び上がった。

「それじゃ、治療法を紹介しましょう」と言って、リハビリ室に案内された。上半身をすこし起こしたベッドの上で、中年女性が手のマッサージを受けていた。その女性も乳がんの後遺症で手が腫れているという。今入院中で集中的に治療を受けている最中であった。その患者さんとは手真似で話をし、通じ合ったのが嬉しくて、思わず二人で手を固く握りあった。

「これが最後の一冊ですが、貴女に差し上げましょう」。突然の侵入者でしかない私に、先生は英語で出版されたご自分のリンパ浮腫に関する著書をプレゼントしてくださった。腫れた手の治療のためにまたこの国に戻って来られる。この国の人たちの大人の気配りが嬉しかった。

後に私のリンパ浮腫の治療をしてくれた物理療法士は、人目を気にしながら、まるで自分の罪は自分だけで背負い込むのが当たり前とでもいうように、諦めきって不自由を忍んでそっと生きてきたリンパ浮腫の患者たちの救世主であり、希望の光がダロッチー先生だと言った。

リンパ浮腫とは何か

イギリスのモチマー博士によると、リンパ液とは、水と蛋白質の混合物であると言う。人体の表面組織下の毛細血管が、絶えず蛋白質混じりの水であるリンパ液を洩らしている。洩らされたリンパ液は、皮膚のすぐ下の組織である細かいリンパ管網を流れる。そのリンパ管網はリンパ管と結びつき、腋下と股下にある大きなリンパ節と結びつく。

リンパ液はリンパ節で漉され、静脈に入る。そして余分の水分を尿の中に排泄する。毛細血管から生まれ、おしっこに消える、これがリンパ液の一生である。その働きは、「組織と血管との連絡、栄養物の運搬、老廃物の受け入れを行ない、細菌侵入の防止や体表保護のために重要」と辞書にある。細菌侵入の防止、これこそ夫のいうＫＧＢの働きである。むしろ国境警備隊の働きと言ったほうがよいかもしれない。

水と蛋白質は、毛細血管以外の身体組織の中でも作られるため、膨張の原因になる。ただでさえ膨張しようとする性質があるところに、皮膚に傷や感染を負ったり、外科手術や放射線治療に続く傷跡の損傷などが皮膚に生じると、リンパ管網にダメージを与える。リンパ管網が損傷を受けると、リンパ液がスムースに流れなくなる。するとリンパ液が溜まったままの膨張した状態になる。これが所謂、リンパ浮腫である。簡単に言えば、流れることができなくなったリンパ液が澱んで、ヘドロ状になった状態と思えばいいのだろう。

モチマー博士は、リンパ浮腫は手術後何か月も何年もして生じたり、また人によっては生まれつきリンパ管が足りなくて、その結果表面組織がすぐにリンパ液を排泄できず腫れ始める場合があると言う。

浮腫は締め付けや重さによる不快感や鈍痛を伴い、浮腫が長引けばリンパ液が固くなる。そのためリンパ浮腫のある足や腕は、正常な足や腕の二倍近くにも膨れ上がり、しかもカチカチになる。固くなったリンパ液によって内部から圧力を受けた皮膚は膨張せざるをえない。伸び切った皮膚は薄くて弱い。そのためちょっとした傷にも過剰反応し、細菌が入り高熱が出る蜂窩織炎という炎症を起こす。それを防ぐため、リンパ浮腫の患者はたくさんの注意事項を守らなければならない。例えば——

皮膚の乾燥やひび割れを防ぐため、入浴ごとにクリームを塗る。

庭仕事、洗濯には、ゴム手袋を使う。

どんな小さな傷にも消毒薬を使う。

日焼けから腫れた部分を守る。

水虫菌を避けるため、入浴後指をよく乾かす。

腕が腫れているとき、裁縫には指貫を使う。

腫れた手で血圧を測ったり、血液検査をしてはいけない、などである。

そんなやっかいなリンパ浮腫は治るのであろうか。腫れ始めの頃に適切な治療を受ければ、大半の人は治る。年期入りの浮腫は治らないが、それでも正しい治療により、リンパ液の排泄をよくし、腫れのサイズを減少させ、長期にわたって浮腫をコントロールすることはできるという。

そのためには、リンパ排液マッサージや腫れを抑える弾力性のある靴下や袖の着用がある。靴下や袖を二四時間着けておくことで、液の量を制限し、皮膚と組織が絞まるチャンスを与えるのである。初期段階であれば、腫れは数週間で収まるという。マッサージとは、一人一人の症状に適ったもみ療治という意味だそうだ。

最近の乳がん手術では、センチネル検査などでがん組織がリンパ節に飛んでいないことが分かると、腋のリンパ節を切除しなくなった。切除してもしなくても乳がん転移の確立にあまり変化が見られないというデータ結果から、術後の患者のＱＯＬ（生活の質）を考慮して、リンパ浮腫の不自由さから患者を解放しようというのがその趣旨である。

四　リンパ治療

セント・イシュテバン病院

九月中旬、二日間で四箇所の病院を訪問し、リンパ浮腫治療の約束をしてハンガリーからオックスフォードの自宅に戻った。ロシアとハンガリーの土産話と土産物を配りに旧友たちを訪問しているうちに、時間が早く流れた。その間何度もイシュテバン病院に電話し、ダロッチー先生の秘書と連絡を取ったが、先生は忙しいとか今海外出張中だとかでなかなか埒があかない。先生の帰国日を確かめ、「じゃあその五日後の一〇月一二日にブダペストに行きます」と一方的に日を指定して、電話を切った。

外国、とくに、旧社会主義国の国家機関を相手にする場合、謙譲の美徳にこだわっていては事が捗《はかど》らない。しかし実際は後期の授業が始まるため、一〇月一二日に夫が帰国するので、ヒースロー空港まで一緒に行きたかっただけのことであった。

一九九七年七月から、ビザなしでハンガリーに入国できるようになった。ブダペスト郊外にあるフェリヘギー空港には、友人のチャバ・マコーさんが出迎えてくれた。リンパ浮腫治療の間、マコーさんが、息子アンドラスの独立のために買ったペスト地区にあるアパートを貸してくれることになった。その間、アンドラスは両親の家に帰る。「久しぶりで、まともな食事ができるからいいよ」と、彼はせっかくの自由な空間を私に譲ってくれた。幸いなことにアパートの入り口から病院の入り口まで、地下鉄一本で、三〇分の距離であった。

翌朝八時半に友人のアグネスから電話があり、九時半にダロッチー先生に会いに病院に行くようにとのことであった。秘書との連絡が悪く、オックスフォードから電話でアグネスに愚痴をこぼしていたら、彼女が先生に直接交渉してくれていたのだ。あまりにも急なことで慌てたが、これから一人で病院に出向いて交渉しなければならないと悲壮な思いでいただけに、本当に助かった。やはり持つべきは友達だと感謝した。

大通りに面した病院の新しい入り口は、狭い通路にすぎず、入ると受付の小窓が開き、おばちゃんが顔を出した。私を追い出そうと早口のマジャール語でまくしたてたが、一言も分からない。私はゆっくりとした英語で用向きを伝えた。すると「おお、ヤーパン」と言って、急にニコニコすると受付のブースから出てきて、狭い通路のベンチに座って待つようにと身振りで示した。旧社会主義国の病院の入り口は、日本やイギリスの病院のようなアクセスの自由な開放性はない。

リンパ浮腫治療の料金

秘書が迎えに来てくれて、新しい通路から病院の本館の中に入った。この病院も、ハンガリー国立がん病院の建築と同じように堂々としていて、天井が高く、大理石の柱や螺旋階段が立派であった。でも不思議なことに日本やイギリスのような病院の受付や待合所はなかった。早速、ダロッチー先生の診察を受け、私の治療に当たってくれるバーバラを紹介された。彼女の英語はすばらしい。先生は彼女に私の治療について指示をしていた。

明日からの治療に必要な包帯の類を自分で整えなければならない。先生が書いてくれた処方箋を持って市内の店に出かけた。九月に来たとき、国会の建物を見に行こうと市街地を歩いていて、たまたま夫がリハビリ治療に必要なグッズを売る珍しい店を見つけ、二人で店内を覗き込んだことがあった。参考のためにと地図に印をつけておいたので、それが役に立つことになった。

やはりこの国もロシア同様、治療に必要な薬や用品は患者が前もって用意するものであるらしい。そんなに広くない店内は処方箋を持った人で混雑していた。カウンターの後ろで白衣の女性が二〜三人忙しげに働いていた。

ガラス・ケースの中には質の悪そうな注射針もある。包帯一本にいたるまで患者が用意しなければならないのは患者の負担を増やす。そのための専門店はここ一軒だけのようだ。病気によっては家族や知人の助けなしに入院に必要なものを揃えることもできないのではないか。

私の治療費は一回二〇〇〇フォーリントで、一週ごとに前払いと決まった。その当時の交換レートで換算すると、日本円で一四〇〇円であった。オックスフォードの治療費は、一回三〇分で二五ポンド、日本円で約五〇〇〇円だから、ハンガリー料金は日本人にとって安いといえば安い。

この国の最低賃金は一六〇〇〇フォーリントなのに、一回二〇〇〇フォーリントもするマッサージ代をどうして庶民が払えるのかとまたマコーさんから言われると、ちょっと返答に困った。しかしこの国の経済は多重構造で、政府公認の市場のほかにブラック・マーケットやグレイ・マーケット、ピンク・マーケットまであると教えてくれたのもマコーさんであった。

国家の決めた給料だけでは誰も生きてゆけない。庶民は何らかのマーケットに関係して生き延びる知恵とコネを社会主義体制のもとで学び取った。だから心配は無いとは言えなくなった。なぜなら、社会主義が崩壊し資本主義に移行する混乱期の中で、時代に取り残された人たち、とくに年金生活者や失業者は大変に違いないからである。

しかし治療費の二〇〇〇フォーリントは、外国人料金であった。ちなみに、雪道で転んで捻挫したイギリス人がいた。彼女は治りが悪いので、昼間病院で働くプロの物理療法士に自宅に来てもらって個人的にマッサージ治療を受けていた。彼女の料金もやはり一回二〇〇〇フォーリントとのことであった。

治療方法

治療は朝九時から一〇時までの一時間である。マットの上での準備体操を教わった。一度には覚えられない。明日からバーバラの前で一人でやるようにと言われたらどうしようと思ったが、毎日家で実行してくださいと言われただけだったのでほっとした。リンパの流れをよくするための運動らしいが、すっかり忘れてしまった。

マッサージはオックスフォードのケイトさんの方法と同じで、まず首から肩、腕から手先へと上から下にむかって軽くマッサージして、リンパ液の通り道をつける。それから本格的に指の先から始まって、次第に下腕から上腕に、次に、上半身から腎臓の方向にリンパ液が流れるように、柔らかい手が皮膚の上をゆっくり滑る。

それが終わるとすぐ、指の先から腕の付け根まで下から上へと、リンパ液を押し戻すように、弾力性のある包帯を何本も巻きつけていく。締め付けすぎず、緩からず。この感覚が難しい。二日目から自分で包帯を巻くように言われた。

この包帯は翌日の朝までつけたままにする。それを解いてシャワーを浴び、包帯を持って病院へ行く。そしてマッサージのあとまた包帯。結局包帯を外して両手が自由になるのは二時間くらいの間である。その間に掃除、洗濯、食事、通院すべてを済まさなければならない。包帯を巻き戻すだけでもゆうに二〇分はかかるというのに……。

ハンガリーの音楽とバーバラの手

私の治療をしてくれたバーバラとの会話は本当に楽しかった。医者であった父を数年前に亡くした。国民全員に労働の義務があった社会主義国にあっても、彼女のお母さんは働いていなかった。やはり医者は特権階級だったのだろう。

お父さん亡きあとが大変で、特技のないお母さんは、父のいた病院の下働きで彼女と弟の二人を育てなければならなかった。勉強の出来た彼女は医学部に進み、とにかく早い自立のため物理療法のコースを選んだ。お金に余裕ができたら、大学に戻って心理学を学びたいという。

彼女は小さい時からバイオリンに馴染んでいて、音楽に詳しい。何も贅沢はしないけど、いい演奏会にはお金を惜しまない。日本の指揮者の演奏を聞いた翌日は、まだ体がしびれている、とその余韻に浸っていた。バーバラは心に奏でる音楽のリズムに合わせて治療をしてくれているようであった。

ハンガリーはコダイを生んだ国である。ハンガリー人の音楽への造詣の深さには、なみなみならぬものがある。ジプシー（ロマ人）の演奏などがいい例である。社会主義時代のハンガリー政府は、ジプシーが定住できるよう住宅を提供し、彼らの自立のため正規の音楽教育を受けさせた。したがって、ほかの旧東欧諸国のように、ハンガリーではジプシーの人たちが社会問題を起こすことはなかった。

ジプシーの心はジプシーだけが表現できる。彼らはレストランやホテルなどで見事なツゴイネルワイゼンを演奏し、チャールダッシュで客を魅了した。しかしいまツゴイネルワイゼンをリクエストしても、弾けるジプシー演奏家は少なくなった。国家の体制変換に伴う混乱で経済状態が逼迫《ひっぱく》し、ジプシーの人たちに音楽教育を無料で与える余裕を国がなくしてしまったからである。ジプシー音楽の演奏ができなくなれば、彼らはいったいどうなるのか。そう憂慮するのは一人バーバラだけではない。

一五年以上も前のこと、ハンガリーの経済学者でたまたま日本で教鞭をとっていたバコシュ先生と夫人は、日本での生活には本当に満足しているが、ただひとつだけ物足りなく思うのは、ブダペストでは毎週楽しめたコンサートが、値段が高すぎて行けないことだと遠慮がちに言われたことがあった。しかし市場経済の導入で、今でもハンガリー市民は毎週演奏会を楽しめるのであろうか。

ボディ・ランゲージは残った

私の予約時間より前の朝八時から九時まで治療を受ける女性は、偶然にも、私が九月に来て見学させてもらった治療中の女性であった。入院治療を受けたけれども効果はなく、腕は硬くなっている。それでも転換期のハンガリー社会を生き抜くために、簿記に明るい彼女は五〇歳をとっくに過ぎているのに、五倍の難関を突破して銀行の経理に採用された。病院側にお願いして、出勤前の時間に治療を受けている。いつも彼女が治療室から出てくるのと入れ替わりに私が入っていく。二人は、選手交替と言わんばかりに、いつも左の手のひらをぱちんと合わせてにっこりした。

物理療法室と廊下を挟んだ明るい部屋は入院患者のための食堂である。廊下に置かれたベンチで順番を待つ私の前を、寝巻き姿の男女の患者が、手にパンを持って次々に通りすぎてゆく。私は、一人一人に、「おはようございます」と英語で挨拶する。皆にっこりして頷いてくれる。「おはよう」くらいマジャール語で言わなくちゃと思うのだが、晩に覚えても朝にはもう忘れている。

ここは皮膚専門の病院である。中には背を向けたくなるほどひどくなった片足を引きずっていく人もいる。そんな男性はたいてい寡黙で伏目勝ちに私の前を通りすぎる。しかし女性は違う。男性と同じような症状で、腕や足が紫色に膨れ上がり、皮膚が崩れかけたようになっていても、私の横に座り込み、寝巻きの裾をめくって見せて、まったく言葉が通じないのに、「あーあ、なんでこんなことになっちゃったんだろう」とばかりにひとしきり愚痴っていく。バベルの塔は崩れても、人間にはボディ・ランゲージが残った。

静かな病院の廊下に、いつも一室から楽しそうな女性の笑い声が洩れていた。廊下をぞろぞろ歩く足の紫色に腫れあがった無表情の患者たちからの声とは思えない。ずーっと気になっていたが、とうとう最後の治療中にバーバラに聞いてみた。彼女たちは全員乳がんや子宮がん手術の後遺症のリンパ浮腫治療のため入院している患者であるという。やっぱりと思った。京都の乳腺クリニックの回復病棟から流れる乳がん患者たちの笑い声を思い出したからである。

バーバラに彼女たちの部屋を見舞っていいかと尋ねた。彼女が部屋まで案内してくれ、私の意向を病室の患者たちに伝えてくれた。日本の病院の病室のように、医師や看護師が使いやすい、患者のプライバシーの守れるようなベッドの配置ではなかった。部屋の真ん中に二つベッドをならべ、二方の壁と窓際に、足合わせになるように二つずつ、合計八つベッドが並べられている。仕切りのカーテンはない。プライバシーはないが、和気藹々《あいあい》の空気が漲る。

ここでもまた、私の語学力欠如のため、一言も通じなかった。私は英語で、彼女たちはマジャール語で、懸命に自分の症状を伝えようとする。乳房を切って、がん細胞を取り出して、そのあと手が腫れてきて、そして今ここにいる。手と身体と笑顔で私たちは分かり合えた。私に抱きついてくる人、手を握って離そうとしない人、しまいには全員の笑顔に涙が浮かんだ。私は前日から用意していたクッキーを部屋に置いて、彼女たちに別れを告げた。リンパ浮腫完治のほどはわからないが、彼女たちが再びがんの体内通過を許すはずはないと確信して。楽しそうな彼女たちの笑い声を背中に受けながら、私は大理石の螺旋階段を下り、病院に別れを告げた。今日も掃除の男性が、階段の手すりまで力をこめて念入りに掃除し、クレオソートで消毒していた。ハンガリーの病院はいずこも清潔であった。

ありがとうブダペスト

ハンガリーは私のサイズにぴったりの国だ。マジャール語が分からなくても、片言の英語さえ分かれば一人で大丈夫だ。イギリスにいるときのように、自分の英語のまずさを気にしなくていい。お互いに外国語で話しているという気楽さのためか、間違いを気にかける必要がない。そして気がつけば、まるで母国語、いや京都弁で本音を話しているのと同じ自分に気がつく。

そんな気楽さの中、利き手の右手が包帯のぐるぐる巻きでは何もできない。しかも朝一〇時以降、時間だけはたっぷりあるので、ブダペスト市内やその近郊をゆっくり散策することにした。時は一〇月。といっても日本の一〇月のような絶好の観光シーズンというわけにはいかない。アパートには暖房が入り、少し郊外の池には薄く氷が張っている。イギリスの一〇月よりずっと寒く、思ったほど自由には歩き回れない。それでも観光地で有名なセンテンドレ、ローマ遺跡のあるアクインカム、古い地区オブタ、ソ連軍がその建物の大半を武器庫として占拠していたゲデロウの城、ベートベンが月光の曲を作曲したマートンヴァーシャールなどに足を伸ばした。

毎晩、「ノリコ、今日は何があったの」と電話で尋ねてくれる忙しいエヴァさんが、車でバラトン湖のティファニー、古い町ヴェスプレムを案内してくれた。郊外にどんどん新しい家の建設ラッシュが進んでいることと、誘致された海外企業団地の存在が大きく印象に残った。この国が着実に市場経済を軌道に載せつつある現実を確信することができた旅であった。

イタリアやフランスの影響を受けない、ハンガリー人のオリジナリティが好きだ。あれもいいこれもいいと工芸品を買いあさっているうちに、帰りのトランクは制限重量を越えていた。欲と二人づれでオックスフォードにたどり着いた時には、私の右手はまたもとの太さに戻っていた。

ダロッチー先生、バーバラさん、ごめんなさい。

乳がんの絆――「おわりに」にかえて

あれから一二年たった。思いもかけない乳がんの宣告を受け、奈落の底を這うような精神状態で手術を受けた。そして同病の友の優しさに癒され、周囲の人に支えられて立ち直れるようになった。その一方で、自分の回復と反比例するかのように、乳がんの発見が遅れて手術を受けた仲間の病状が、少しずつ悪化するのがわかるようになった。それを気遣いながら、同じ状態が我が身にも訪れるかも知れないと恐れつつ、乳がんを日常として生きてきた。

そしてふと、他の国の乳がんを生きる女たちのことが気になりだした。経済学を教える夫のテーマが、旧社会主義諸国の経済であったことが、彼の研究調査や学会にいつも同伴する私には幸いした。情報の入りにくい国の、乳がんという負の領域に生きる女性に会ってみたいと思うようになった。

若い頃に学んだロンドンはあまりにも大きすぎた。世界に冠たる乳がん支援団体があるが、その人たちとは電話のラインでは繋がることは出来ても、直接会って顔と顔で繋がることにはならない。そこに住み、地域に根づかない限り、乳がんの友は得られない。その点、オックスフォードではすべてに肌で触れることが出来た。

気がついてみると、私は東京やニューヨークといった最良の医療条件の整った大都会ではなく、京都、オックスフォード、サンクト・ペテルブルグ、ブダペストと比較的小さな古都で乳がんを訪ね歩いたことになる。必要があって訪問したのであるが、そこに友人がいるかいないかの偶然が重なって、私が乳がん患者を探し歩いた国は、結果的に四つの古都に限定されてしまった。しかしよく考えてみると、何度訪問しても厭きることのない、私の好きな街ばかりであった。

私は、京都に生まれ、その中の狭い地域で育った。人の往来だけでなく、醤油を切らせば、「隣にある」と遠慮なく貸し借りの出来る、物の行き来も自由な共同体社会の中で生きてきた。今また湖西の和邇《わに》の田舎に深い愛着を覚える、地域社会密着型の人間だと思っている。同年齢の女性に比べると、外国生活の経験も多くあまり物怖じしないから、市民社会型の人間だと思われているかも知れないが、トランクに味噌、醤油、刺身包丁をこっそり忍ばせ、京都の味なしでは外国滞在が出来ないタイプの人間である。何処に行っても、郷土を引きずって生きてきた。そう思うと身の丈にあった乳がん探訪であったと言えるかもしれない。

ちらっと垣間見ただけでは正確を期すことは出来ないのだが、四つの古都で会った乳がん患者にはいずれにも共通したなにかを感じた。それは乳がんを病んで、同じ痛みのわかる仲間に癒され、新たに生きる意欲と生命力を授かって、生かされていることに感謝できる人間に女たちが変わっていくということであった。女たちは乳がんで心を開放され、たがいに繋がっているということであった。そして乳がんは地域を越え、国を越え、世界の女たちを繋げていく。

もちろん、四つの古都には、民主化の度合いや経済生活の上で大きな違いがある。社会制度の移行期にある国では、国力と個人の経済格差に応じて、患者が受けられる治療内容に差があるのは確かである。しかし、医療技術としての乳がんの治療方法はほとんど同じである。

今から思うと私には無意識の思い込みがあったようだ。いわゆる先進国と呼ばれるイギリスや日本は開かれた市民社会であり、社会主義国であったロシアやハンガリーは、むしろ閉ざされた共同体社会であるから、病気に関しても同じであろうと。しかし実際に乳がん患者や支援グループと交わるうちに、私の先入観にズレのあることに気付いた。こと乳がんに関する限り、がんを隠す必要のない開かれた社会は、オックスフォードとブダペストであり、いまだに、がんをタブー視する社会風潮は、サンクト・ペテルブルグと京都に見られると実感するようになった。

モスクワで或る女性科学者と話したことがある。その人は、ロケット発射を瞬時に感知して追撃する装置の開発研究に携わっていた。彼女も研究所の健康診断で乳がんが見つかり、一九八〇年代半ばに放射線治療を一五回、その後、部分摘出手術を受けた。その研究所で働いている間は、放射線の人体に及ぼす影響のことなんか考えず、仕事中、素手で放射線に触れていたという。ソ連各地に実験所があり、そこで働く男性はほとんどが肺がんで亡くなった。しかし研究所を非難する人はなく、むしろ、がんであることを恥じて隠していたという。彼女が言うには、ロシア人は、一般に、がんを意味するラクという言葉すら使わず、アンコロギーチェスキー（腫瘍）と小声で遠慮がちに表現するという。科学者だった彼女でさえそうであった。「がんは隠すものであって、人に話すものではない」と言って私の面会希望に応じてくれなかった、モスクワの他の女性の言葉がよみがえる。

退職した彼女は、携帯電話とがんとの関係に着目し、電波用タワーからでる電磁波被爆の問題を研究している。国家に文書を出して警告しようという運動があるのだが、「経済利益優先の国家は、権力によって、彼女たちの運動を封じ込めようとしている」と彼女はつぶやいた。

ロシアの大都市の住宅は、ほとんどが高層アパートである。住居は典型的な市民社会型であっても、ロシア人は地域共同体人間である。共同体人間は都市の疎外に耐え切れず、休日になると家庭菜園の出来るダーチャに逃げ出す。共同体人間である限り、いくらタブー視しているとはいえ、身内や知人ががんになれば、できるだけ病人を励まそうとする。

成人の三人に一人ががんを患う日本社会でも、ロシアと似たり寄ったりである。京都在住の「華の会」のメンバーの一人は、仲良くしていた女性グループから「なんでもうちらに出来ることがあったら、言うてや。いままでどおりに、一緒に食べ歩きに行こな。そやけど、鍋のときだけは遠慮してな」と言われた。「うちの犬が、がんやなんて変な病気になってしもて」と乳がんの見舞いにきてくれた、友達だと思っていた人の無神経な言葉に、他の仲間も気を滅入らせていた。

現在の京都は、私の育った頃の京都とは変わってしまった。というよりは、個人の所得があがり、二四時間営業のコンビニがあちこちに増え、もう醤油を借りに隣家に行かなくてもよくなった。その分、隣人とも疎遠になりがちになった。

とはいえ、京都にはまだ、祇園祭にみられるように、年中行事をとおして、町内で全力挙げて取り組むという絆が残っている。各町内は一軒一軒順番にお地蔵さんを守る義務がある。町内の誰かが病気になると噂はすぐ町内をめぐり、必ず、お見舞いに駆けつける。隠そうと思っても隠せない。もとはといえば、平安時代に、「町家は間口二間奥行き四間」と決められた、それ以来の狭い住まいの付き合いである。人口流入が続いても、家を拡張しようにも京都には土地がない。プライヴァシーのない分だけ、煩わしさも多いが、人の情が通う。「おはようさんどす」と声を掛け合う町である。

京都の小さな乳腺クリニックで乳がん手術を受けた患者たちのほとんどは、乳がん支援団体の全国支部や京都にもある支援団体とは無縁である。自分たちの仲間うちで作る小さなグループが精神的支えになっているからである。京都の共同体的な地域色が、病人のグループ形成や町内が老人を見るという介護のあり方にまでにじみ出ているように思える。

　小さな乳腺クリニックで、偶然同じ時期に乳がん摘出手術を受けたというだけの縁の女たちが、これほど固い絆で結ばれることになるとは予想すらしなかった。乳がんと宣告されるまで、瑣末なことに神経を尖らせ、流行に流され、生きることの意味など考えたこともない、抽象概念で思考することが一番苦手な普通の女たちであった。

　その女たちが、死と背中合わせの乳がんを仲間とともに生きるうちに、体の芯から癒されていった。そして一人でいれば、不安ばかりがつのったであろうに、乳がんで人と繋がることによって、生かされていることを実感し、乳がんでよかったと言えるようになった。まだ肉体は残しているが、一切の煩悩を断ち切って涅槃（＝悟り）に入る、仏教でいう「有余依涅槃」の境地に、女たちなりに近づいたといっても大げさにはならないだろう。

あとがき

二〇〇六年一月末、一人の再発乳がん患者が主催した勉強会に参加した。〝再発者が聞きたい「乳がん治療最前線」〟というプログラムで、第三回目のその日は京都の菅典道医師が講師であった。受講者は二〇名ほどのこじんまりした会であったが、出席者のほとんどは、講義への期待からか頬を紅潮させていた。鬘やバンダナ、帽子がなければ、彼女たちが再発者であるとは想像すらできなかった。

「再発乳がんは治らないと言われていますが、実際には一〇個以上の転移があっても、三〇%の人は一〇年生存しています。これはM. B. Anderson Hortobagyiという人のドグマですが、アドリアマイシン系の薬のない時代のことで、現在はハーセプチン、タキソールなどの有効な薬が使えるので、再発しても治ります。化学療法の今後の進歩はあり得るし、ハーセプチン以後の分子標的治療の進歩は近いです。むしろ私は再発乳がんの治療で〝治癒〟をめざしてなぜ悪い、と言いたいです」と医師は切り出した。

隣席の女性の目が輝いた。後ろの席の女たちの熱い眼差しを背中に感じた。医師はスライドを使いながら、再発初期での積極的治療、再発乳がんの予後に影響する因子、転移形式と対策、四分泌療法、抗がん剤とその働き、転移箇所別の治療など分かりやすく簡潔に説明を続けた。

再発治療に先立って、まず自分のホルモン受容体が陽性であるか陰性であるか、乳がん細胞の表面の、増殖に必要な餌を取り込むための手であるHER―2蛋白と呼ばれるものが陽性であるか陰性であるかを知っておかなければならない。それによってまったく治療法が異なる。私を除いて、全員が自分のホルモン受容体とHER―2蛋白の特性を知っていた。

私は幸い再発や転移を免れている。生き残ったがん細胞が一〇〇万個（耳掻きいっぱいの大きさ）くらいなら、体の免疫力で抑えられると知って、免疫力を高める食事療法でがんを克服してみせると発奮した。この一二年間、免疫力を高めることには神経を使ってきたつもりだが、再発に備えるという心構えはできていなかった。甘かった。

乳がん仲間の一人が肝臓転移で菅医師の治療を受け、医師独自の養子免疫療法も受けていた。彼女から再発乳がんの治療方法を教えてもらい、二〇〇〇年以後に厚生労働省が許可した新しい抗がん剤のことも知っていた。それでも次々に医師の口から耳新しい薬の名前が出る。書き取るのが必死の私と異なり、他の受講者は皆知っていて書く必要もないのか頷いている。私は医師の分かりやすい再発乳がん治療の講義内容もさることながら、受講者の再発がんに対する知識の深さに驚き感動した。

質問コーナーでは質問者の態度は堂々としていた。「私は、最初肺に転移して、今は脳に転移しているのですが」とこともなげに現況とその治療法を告げ、さらなる治療のアドヴァイスを求めている。

なんと素晴らしい女たちなのだろう。この人たちは医師と同じ言葉で会話している。これこそが医師と患者の在るべき理想の関係だと思った。医師は土曜の午後の貴重な数時間をボランティアーで講義をしてくれた。日本の乳がん患者全員に聞かせてあげたかった。この医師の治療が受けられる乳がん仲間の良子さんは幸せだと思った。そしてその同じ日に良子さんは息を引き取った。「うち、がんで良かった」という彼女の最後の言葉がよみがえってくる。

それから数日後、知り合いの女性が私に声をかけた。「大津さん、私も乳がんの手術をしたんですの」と。私は自分の乳がんを隠さなかったので、私の乳がんは結構人に知られていた。

彼女は三年前に胸にしこりを見つけ、近所の外科医に行ったが、乳がんではないと言われた。翌年もまた、その医者は否定した。夫の病気の容態悪化と死。三年目にはしこりのへこみを指摘したが、その外科医は、「乳がんは、乳頭から膿がでるとか、乳房が変色してくるというのがはっきりした特長や」とまたも否定した。「そうなったら、もう末期ということとちがいますか」と言うと「まあそうや」と言ったという。それからすぐ総合病院の乳腺科で、乳がんと診断され、全摘手術を受けた。年齢を考え、近くの病院で処置を受けたかったと言う。

単なる標準治療にとどまらず、自らオリジナルの抗がん剤まで生み出して、再発がん患者を完治させようと努力する医師がいる一方で、JRで僅か三〇分の距離の開業医が、乳がん専門医でないとはいえ、乳がんのしこりすら見つけられない。この大きな医療技術の格差には驚かされる。大都市で使用が許可されている抗がん剤が、地方では認められていない。誰も医療の地域格差の犠牲にはなりたくない。地方の患者がより良い治療を求めて都会にがん難民となって漂流するのは当たり前である。

今世界では、増え続ける不法移民や難民が政治を揺るがし、国の経済を左右するほどの問題になっているが、恥ずべきことに、日本は臓器移植難民を国外に出し、がん難民を国内に輩出している。がん以外でも、より良い治療を求めて漂流する病人はあとを絶たない。医療先進国であるというのなら、病気の時くらい家族のそばの病院で安心して最高の治療を受けたいものだ。

最後に、本書の出版にあたりお世話になった多くのかたがたにお礼を申し上げます。お目にかかり出版を引き受けてくださった藤原書店社長の藤原良雄さん、本の形になるまで細かいご配慮をいただいた編集の刈屋琢さんに深く感謝いたします。特に横浜市立大学名誉教授・佐藤経明先生には心から感謝申し上げます。先生には未完の原稿段階で最後まで目を通していただき、励ましをいただいたことが大きな心の支えになりました。信子さんやトミ子さんをはじめ、これまでに乳がんで亡くなった女たちの忍耐と勇気を、私たちは決して忘れません。そしてともに乳がん治療を乗り越えた仲間たちや私たちを支えてくれた家族や友人にありがとうといいます。また、乳がんの体験を通して得られた貴重な人間学を書きとめるように促し、時にはロシアの乳がん患者と会う段取りから通訳までしてくれた夫の優しさに感謝しています。

大津典子

〔附〕乳がん小史

オランダの医師、ダニエル・デ・ムーランは、『乳がん小史』（*A Short History of Breast Cancer*）の中で、乳がん手術が記録されてからでも二〇〇〇年以上になると書いている。近代医学の幕開けから、一世紀半にしかならないのに、それ以前の乳がん手術とはどんなものであったのか。彼の本やその他の本を参考にしながら乳がんの歴史を紐解いてみたい。

がんの語源

乳がんは乳房の表面に変化が現れるがんである。末期まで放置されると、乳房は硬化した腫瘍ででこぼこになり、うっ血した暗い紫色になる。その様子が蟹の甲羅に似ているところから、古代ギリシャ人は蟹を意味する karkinoma と呼んだ。それが英語の carcinoma、または cancer の語源になった。carcinoma は医学用語で悪性腫瘍を、cancer はがんと蟹または蟹座を意味する。cancer とは末期乳がんの視覚的イメージから生まれたがんの総称である。

西洋医学の起源

西洋医学の起源は紀元前五世紀のヒポクラテスに溯る。彼は血液、粘液、黄胆汁、黒胆汁の四体液が人体を構成する要素と考え、それらをギリシャ自然哲学の唱える世界の根源、地水火風の四大と結びつけた。健全な体は、これら要素が完全にバランスを保った状態であるとした。この考えが中世はおろか近世に至るまでヨーロッパ医学を支配することになった。

ヒポクラテスは乳がんの起因を月経停止と結びつけた。月経停止により胸がうっ血し、それが小瘤の出現を招くと考えた。そして乳がんが進行すると、口の苦味、食欲不振、知性の混乱、目の乾き、嗅覚の喪失、胸、鎖骨、肩甲骨への痛みの広がり、乾きの訴えが特徴的症状であるとした。

小瘤が硬化してまだ皮膚を破るに至らない「隠れたがん」の場合、治療すると死期を早めるから放置することを薦め、乳がんの例証を挙げている。ヒポクラテスの六〇の治療法は、前三世紀頃、エジプトのアレキサンドリアで、『ヒポクラテス医学全集』として編纂された。

アレキサンドリアの医学

アレキサンドリアは、マケドニアの征服王アレキサンダー大王が前三三二年に建国した古代都市である。彼の死後、プトレマイオス王家の庇護のもと、ヘレニズム文化の中心地になった。ユークリデスのような数学者、天文学者、解剖学者、医者がアレキサンドリア学派を形成し、あらゆる学問を飛躍的に発展させた。一四〇〇〇人以上の学生を抱え、七〇万冊に及ぶ蔵書を所蔵していた。

医学分野では解剖学が盛んになり、ヒポクラテス派より技術的に進歩した外科手術が行われ、血管の縫合が行われた。開腹手術で、腸内腫瘍のがん化がわかるようになった。

優れたアレキサンドリアの医学業績を示す文書は、六四二年のアラブ人によるアレキサンドリア征服でほとんど消失してしまった。しかし、ギリシャ、ビザンチンの作家がかろうじて記録にとどめ、医師セルサスやガレンの著書に多く編纂されている。

記録に残る紀元後一世紀の乳がん手術

紀元一世紀にアレキサンドリア学派の外科医レオニデスが、彼の乳がん手術の次第を記録に残している——「乳がんの正常な部分にメスを入れる。出血を止め、かさぶたができるまで焼灼する。もう一度切開し胸深く切り込み、もう一度切り口を焼灼する。出血を防ぐため切開と焼灼を交互に繰り返す。最初切断が完了すると、乾くまで全域を焼灼する。最初の焼灼は出血を止めるため。次からの焼灼は病根をすべて除去するためである」と。

ガレンの医学と乳がん治療

アレキサンドリアで学んだローマの病理学者、ギリシャ人のガレン（一三〇年生まれ）は体液学の権威者であった。彼は、腫瘍、炎症、動脈瘤、皮膚病、潰瘍、浮腫の原因は、黒胆汁の部分的な蓄積によると考えた。黒胆汁は血液生成の副産物として肝臓で造られるカスのようなもので、脾臓が浄化作用をするが、生成が多ければ浄化が間に合わず、それが出血や静脈瘤になると考えた。月経停止は毎月の浄化作用停止のため、女性の場合は乳がんになるとした。

乳がんの治療は現状維持か手術。濃縮された黒胆汁が原因だからその生成を阻止するため、患者を清めて血を抜くこと、五〇歳以下で閉経した女性の生理を再開させるべきと主張した。そして乳がん治療に砒素を用いた。がんの化学療法の始まりである。ガレンの医学は近世まで権威を保ち続けた。

乳がん解毒の治療薬には、セリアカ、ガ鳥かアヒルの暖かい血、ロバのミルクで煮たイセエビに効果があると信じられ、以後何世紀も使われた。

暗黒の中世

紀元前二世紀から後五世紀まで、アレキサンドリア学派がもたらした医学の発展は、後四七六年の西ローマ帝国滅亡と共に姿を消した。七世紀にはアラブが地中海の東、南、西を占領し、北はデーン人の襲撃、東欧は匈奴によるブロックで、一一世紀まで、西欧は、事実上囲い込まれた状態にあった。

その間アラブは、中近東に帝国を拡張して古代ギリシャ科学に触れ、それをアラビア語に翻訳した。一一世紀頃からキリスト教徒による十字軍の遠征で、西欧が力を盛り返し、海上交易が盛んになると、芸術や科学がアラビアの医学書と共に西欧に逆輸入され、再度ラテン語に翻訳された。それが一二世紀から一三世紀の北イタリアの大学建設と重なり、まずはイタリアで、次いでフランスで外科の隆盛を招くことになった。

ルネッサンス期の乳がん治療

イタリアの外科医たちは乳がんの治療にはできるだけ手術を避け、患部にアルメニア丸薬、鉛白、シギタラ、バラ粉、つるにちにち草の粉を混ぜた膏薬を塗ったり、有毒のいぬほおずき、ヨーロッパ万年草の汁、レタスの汁、バラ香水、すみれの油を使って治療した。手術に関しては、乳房をフックで持ち上げ、その周りから切除、表面を焼き鏝で焼くと記されている。

ルネッサンス後期になっても、外科医たちはガレン医学を踏襲していた。一四九二年のコロンブスのアメリカ大陸発見まで、西欧医学は教会を中心とした迷信による治療に取って代わられた。その間の乳がん治療に関する記録は、神の啓示を受けた神父による奇跡を讃えるものばかりである。

一七世紀の乳がん

近世に入っても、まだその傾向が続き、民間では偽医者によるいんちき療法が横行した。その療法はフランス王ルイ一四世の母の末期乳がん治療などに記録されている。

医学理論に新しい展開はなかったが、一六二八年には血液循環のしくみが、一六五三年にはリンパ液が発見された。リンパ液が弱酸性の液であることから、適度の酸が辛辣な酸に変わるとき、がんが生じるというリンパ液のがん化病理説がガレンの体液学に加わった。

当時の病気治療は、一般に雇われた医者が病人の家に出向いて行われ、薬学博士の立会いなしには、医者の手術は許されなかった。医者を雇えない庶民は民間療法だけが頼りであった。

この頃、乳がんが五〇代、六〇代の独身女性、特に尼僧に多いことが指摘されたが、女性の平均寿命は三五歳であったため、ほとんどの女性は乳がん年齢に達しないうちに死亡していたことになる。

一八世紀の乳がん治療

一八世紀は外科術の開明期で、防腐処置、麻酔術がなくても最高水準に到達した時期であると言われている。ロンドンでは一七四五年に、エディンバラでは、一七一八年に理髪師・外科医ギルドが解散になり、外科の新時代が始まった。それまで理髪師は、外科医療の下部構造を支える実践部隊であった。

乳がんに関しては、相変わらず、乳腺内の体液の停滞、凝固が硬性の乳がんで、部分的腫瘍は外傷が腺管の働きを混乱させるのが原因とされていた。

医学繁栄の裏で、一八世紀は医者の倫理が堕落し、秘伝の妙薬を用いる偽医者が幅を利かせた。驚くべきことに、頭痛に電気うなぎを使った古代の治療にヒントを得て、乳がん治療にうなぎ電気療法が用られ、医者、大衆の間で人気を博した。

医師は出来るだけ手術を避けたが、それでも手術の前後には放血を行った。放血は手術による出血、炎症、熱を防ぐと考えられた。腫瘍や傷口の焼灼は野蛮とみなされ、傷口に軟膏が塗られた。

軟膏や湿布には、いぬほおずきの葉やオオバコ、タバコの葉などの汁、砒素、鉛と水銀の軟膏、かえるの卵、焼がえるの油、腐ったりんご、新鮮な子牛の肉、鳩や動物を生きたまま半分に切ったものを患部にあてた。生肉はがんの毒々しい排泄物を吸収し、痛みを緩和すると考えられた。

一八世紀西欧の医学事情

一八世紀イギリスでは、貧者を救うのは金持ちの義務という認識が生まれ、あちこちに貧者のための家や病院が建てられた。一七九二年、ロンドンのミドルセックス病院に無料のがん病棟が開設され、外来患者の治療が始まった。患者の重荷の軽減と、患者を長期入院させ医者が病理体系を研究するのが目的であった。小さな私立病院だったミドルセックス病院も、今では国立がんセンターになっている。

その当時のフランスはナポレオン政権下にあっ

た。ナポレオン戦争によって戦場に送り出された外科医が腕を磨き、皮肉にも戦争が外科技術の向上に貢献することになった。ナポレオン戦争後のパリの有名な内科医たちは、若い頃、従軍外科医であったという。

一七八九年にフランスの旧体制が崩壊すると、従来の医学部は廃止され、国内三カ所に医学の総合コースが開設された。それまで内科主導だった医学界で、外科が内科と肩を並べることになった。医学教育の改革で、外科専攻の学生は、臨床と検死解剖に参加し、病理学的解剖を経験した。そしてついに体液学が敗退した。さらに打診や聴診を導入し、フランス医学は世界に先駆け飛躍の時代に入った。

同時代のドイツ医学は哲学的で、人間の心の洞察を主眼としていたので、医学の発達はなかった。イギリス医学も社会同様、変動はなかった。

一九世紀の医学

思索性の高い哲学が支配したドイツ医学を解放したのは、顕微鏡であった。最初のがん細胞は何処から生まれるかをテーマに解剖学者や生理学者が、顕微鏡を使って研究を続け、四五年には凝固したフィブリン（血液凝固の際に形成される腺維状蛋白質）であることを突き止めた。かくして二〇〇〇年近い時を経てがん細胞は細胞組織に出来るものであるという事実にたどり着いた。

そして再生の性質をもった細胞が循環することにより、体のあらゆるところで腫瘍を成長させるという転移の方法まで理解されるようになった。

或る農婦の乳がん手術

いくら外科医の腕が上がったとはいえ、一八世紀後半から一九世紀初頭でも、まだ消毒剤や麻酔剤は知られていなかった。そんな時代の一八三〇年、エディンバラのミント病院でヨーロッパ随一と言われたジェイムス・サイム医師が執刀した乳がん手術に、実習生として立ち会った青年がいた。名前をジョン・ブラウンと言った。彼は一八六三年に、「ラブと友達」というタイトルでその時の手術の模様を記録に残した。ダニエル・デ・ムーランの『乳がん小史』に紹介された一節を抄訳する。

――手術は半円形の階段教室で行われ、ギャラリーは見学の医学生で満席であった。患者はエイリー・ノーブル、付き添いは夫ジェイムスと愛犬ラブであった。

エイリーは外科医の指示で手術台に横たわった。彼女は衣服を整えるとちらっとジェイムスを見て目を閉じた。そしてお願いしますとばかりに私の手を取った。直ちに手術は開始された。手術はなかなか捗らない。それに、苦しむ子供たちへの神からの贈り物、クロロフォルムは当時知られていなかった。

外科医は作業を続ける。蒼白の彼女は身じろぎもしない。しかしラブは異常を感じ時々唸り声を上げる。ジェイムスがラブをぐいっと引き寄せ諌めるのだが、ジェイムスにはそれがもっけの幸いであった。その間彼の目も心もエイリーから離れていられるからだ。

手術は終わった。彼女は服を着ると静かに慎み深く手術台から降り、ジェイムスを目で追うと、外科医と学生たちの方を向き会釈した。そして低いけれどもはっきりした声で、無様な振る舞いがございましたらどうぞお許しくださいと言った。学生たち、我々全員が子供のように泣いた。

麻酔剤の代わりにコップ半分ほどのワインだけで、乳房が切断される痛みに耐えたのに、四日後、彼女は敗血症のため亡くなった。――

華岡青洲

エイリーが残酷な手術で命を失う以前に、患者の痛みを軽減したいと願う人道主義に駆られた医者がいた。誰あろう、江戸後期の外科医、華岡青洲であった。青洲は一八〇五(文久二)年一〇月一三日に大和の国、宇智郡五条の藍屋利兵衛の母、勘六〇歳に、薬草や草花から作り出した麻酔生薬、「通仙散」を使って乳岩《がん》摘出手術を成功させた。

残念ながら青洲が母や妻を実験台にして調合した

「通仙散」は日本にも世界にも広まらなかったが、世界に先駆け、麻酔生薬を使って乳がん手術を成功させた彼の偉業は、世界に認められている。青洲亡き後、さらに半世紀以上、女たちは、生身の肌のメスに耐えなければならなかった。

近代外科手術の幕開け

ボストンの歯科医ウイリアム・モートンが一八四六年に硫黄のエーテルに麻酔効果のあるのを発見して、一年以内に世界中に広がった。そしてイギリスの外科医ジョゼフ・リスターが、一八六四年にバクテリア除去のための解毒剤を外科手術に用いてから、消毒薬が登場することになった。

麻酔剤と消毒剤、鋭利なメスという三種の神器が揃い、やっと近代外科手術の幕が開いた。傷口の消毒治療導入後、リンパ節除去を伴う乳房全摘手術の死亡率が大幅に下がり、一九世紀後半の乳がん治療に外科が主役を演じることになった。

一八八二年、アメリカ人ウイリアム・ハルステッドが乳房全摘手術を始めた。胸筋を切除し、上鎖骨と乳房内部の結節しか残さない徹底した切除法であった。この手術で局部の再発率が下がり、生存率が上がったことから追従する医者が増え、瞬く間に世界を席捲する乳がん手術法となった。以後六〇年の間乳がん手術の基準となった。

二〇世紀の乳がん治療

1　外科治療

乳がんは局部的病いという見解から、手術は病根に迫る正当手段とされたため、ハルステッド法は優れていた。しかし、ハルステッド法は、女性にとって残酷極まりない手術で、二〇世紀初頭は麻酔がクロロフォルムかエーテルだけ、輸血はまだ不可能、静脈注射はまだその概念すらなく、結紮が出血を止める唯一の手段という時代の手術であった。

一九二〇年代にはそれほど広範囲な切除が必要か疑問視する声があがり手術法に変化が出だした。第二次大戦後、ハルステッド法は挑戦をうけ、一九七〇年代には、医者と患者の双方から、不要な切除と退けられた。七五年以後、京都の乳腺外科医、児玉宏医師が、胸筋を温存し、乳房と腋のリンパ節を郭清して乳がんを根治する手術法を体系化した。「児玉法」と呼ばれ、現在、世界の乳がん標準根治術式になっている。

欧米では八〇年代に入って、乳がん患者の腫瘍が二センチ以下であれば、乳房を残す温存療法が公式に採用された。京都では同医師が、八〇年代後半から、腫瘍が三センチ以下であれば温存療法に踏み切り、放射線療法、化学療法を併用して画期的に治癒率を上げている。

手術で取りきれないがん細胞が、リンパ節を通って全身に転移するのを恐れ、腋のリンパ節が郭清(除去)されたのであるが、術後、患者の腕や手にリンパ浮腫が生じ、生活に不便をきたすところから、患者のQOL(生活の質)が問題になった。リンパ節を郭清してもしなくても、転移率に大きな変化がないというデータが出た。

代わって、腫瘍の周囲に色素や放射性物質を注射し、がん細胞が最初に流入するリンパ節を確認し、そこに小さな転移がなければ、腋のリンパ節を郭清しない、センチネル・リンパ節生検が一般的になった。センチネル、つまり斥候を出してがんという敵がいるかどうか様子を探る手法である。

そして一九五五年に導入された乳房内に数センチの傷を残す生体組織検査方法も、二〇〇〇年前後に大幅に改良された。マンモグラフィーで発見された腫瘍部位に局所麻酔をし、直径四ミリほどの針を刺して病理検査用の組織を取り出す細胞診断法、マンモトームに変わった。その傷跡は〇・三〜〇・四ミリと小さく、痛みや乳房の変形もない。二〇〇〇年の時を経て、乳がん女性の願い、心身を含めた人格の総合保持が、一部の地域でやっと叶えられるようになった。

2 放射線治療

一八九五年、ウィルヘルム・レントゲンがX線を発見して以来、悪性腫瘍への適用を求めて試行錯誤が繰り返された。一九〇二年には放射線量計が導入され画期的な進歩を遂げた。そして二〇世紀になって放射線医学者が医学者の仲間入りを果たした。しかし一九五九年までに、実に一六九名の放射線医学者がレントゲン障害やイオン化線を浴びすぎて命を落としている。

一九二〇年後半になると、手術が危ぶまれる患者に前もって放射線が当てられるようになった。一九〇二年から二八年までの一〇二二件のがん手術例で、ステージ1の患者に手術だけと放射線を併用した場合とでは変化はなく、ステージ2では、放射線治療を併用した患者の五年生存率の方が高いという結果がアメリカで出た。乳がん治療には低いボルトのX線が使用された。一九三〇年代にはスーパーボルトのX線が、一九三九年には、メガボルトのX線機器が導入された。そして六〇年代には乳がんにコバルト線が照射されるようになった。

キュリー夫人のような優れた放射線研究者を多く輩出したフランスは、放射線医学分野では世界をリードした。六〇年代に放射線医学の教授が、放射線だけを用いて、乳房の温存療法を成功させた。その後、高エネルギーの放射線で、健全な組織を破壊することなく、かなりの量の放射線を乳房全体にかけることが出来るようになった。

一九五〇年代にマンモグラフィーX線機器が造られ、八〇年代以降一般に導入されるようになってから、乳がん腫瘍の位置や拡散状態が正確に分かるようになった。

3　ホルモン治療

一九世紀の解剖学や顕微鏡による研究に比べて、二〇世紀は、がん問題に実験的アプローチがとられた。パリのラジウム研究所で、乳がんを誘発する実験を繰り返すうち、エストロゲンをねずみに注射したところ、ねずみの胸に腺がんが発生した。エストロゲンは乳がんの促進因子であり、とくに副腎皮質エストロゲンの変調が乳がんを生じさせると考えられるようになった。

ホルモンが乳がん発達に影響するのであれば、乳がん血統のねずみの子宮を除去することにより、乳がんの兆候が減るという実験結果が出た。その結果、二〇世紀初頭の一〇年間に、進行乳がんの若い女性に去勢手術が行われたが、一九一四年以後、西欧では卵巣摘出をしなくなった。

現在では乳がんの約三分の二は女性ホルモンを栄養にして成長することがわかっている。乳がんはホルモンを取り込む受容体を持っていて、ホルモン受容体陽性がんのうち、遠隔再発の危険性の高いものにホルモン療法が行なわれている。抗エストロゲン剤として、ノルバデックス（タモキシフェン）、フェアストン、アナストロゾール、エキセメスタン、アリミデックスなどが使われる。一〇〇〇人に一人の割合で子宮体がんになる危険性はあるが、反対側乳房の乳がんの減少、骨粗しょう症の予防、乳がんの再発抑止に役立っている。

4　化学療法

古代の化学療法は砒素を使うことから始まった。二〇世紀化学療法の主役、抗がん剤は、第二次世界大戦中に開発されたナイトロゲン、マスタードガスという神経ガスから生まれた。脳腫瘍に効果があったことが、発想のきっかけになったと言う。抗がん剤は毒は毒をもって制すという発想の産物であるが、再発したり広がった乳がん治療の貴重な補助剤として機能している。

医者や患者には、最後の決め手と信頼される高価な抗がん剤も数年で過去の薬になり、つぎつぎに新薬が開発される。現在再発乳がんに使われているのは、ハーセプチン、タキサン、タキソテール、メソトレキセート、イリノテカン、ナベルミン、ジェムザール、タルセバ、イレッサ、カルボプラチン、ゼローダ、シスプラチンなど一〇種類以上に及ぶ。最近では、副作用の少ない抗がん剤の導入で、通院で乳がんの化学治療が受けられるようになった。

二〇〇六年四月二五日の『日本経済新聞』は、大阪の或る研究所のチームが、乳がんの転移を防ぐ薬の候補物質を発見したと報道した。転移の原因となる、「AMAP1」という蛋白質に二種類の治療薬候補物質を使ってマウスに実験したところ、蛋白質同士の結合を阻止することがわかり、脳腫瘍などの転移も抑えることが出来たという。がん細胞に特有の蛋白質だけを狙うため、従来の副作用を起こす抗がん剤と異なり、副作用を起こしにくいと伝えている。

二一世紀、第四のがん治療

二〇世紀の乳がん治療は、外科療法主導の下で、放射線療法、ホルモン療法、化学療法が相互に補助しあって効果を上げてきた。しかし最近では新たに免疫療法ががん治療の分野に進出してきた。患者の血液を二〇*ml*採血し、リンパ球を取り出し、インターロイキン2やベータグルカンなどを加えた免疫活性剤と混ぜ合わせ、培養する。約二週間でリンパ球は一〇〇〇倍に、数にすれば一兆個に増殖する。それを点滴で患者の体内に戻す。そのプロセスを六回繰り返し、一クールとする。患者は入院の必要もない。しかし、健康保険対象外のこの治療は、一クールの治療に一五〇万円以上かかり、一般化されるにはその効果のほども含めて、時間がかかりそうである。

また女性のQOLを重視して、「究極の乳房温存」を目指し、術前化学療法が始まった。放射線や抗がん剤で乳がんの腫瘍を小さくし、メスを避けるか、メスの範囲を最小限にとどめる療法である。補助的役割であった乳がん治療の化学療法や放射線療法が、外科療法と肩を並べようとしている。

日本医療の諸問題

乳房温存手術が導入されて二〇年近くになるのに、日本には、乳がん治療法に一定の基準がなく、手術は医師の経験と技術に任されていた。患者は十分な情報がないまま失わなくてもいい乳房を失うという悲劇が後を絶たなかった。厚生労働省が乳がん治療の基準を発表したのは二〇〇三年に入ってからである。基準はできても、医師の技術格差や、抗がん剤使用の地方格差は想像以上に大きい。

一九世紀初頭から医学が導入した統計学のおかげで、がん患者も、がん治療の現状を知ることが出来るようになった。諸外国はがん登録を義務付けている。しかし、がん登録制度の導入が国会で見送られる日本では、正しいデータなしに、患者はどうやってがんの現状を知ればいいのだろう。

乳がんの歴史が伝えた事実

『乳がんの歴史』は、医学史書であるにもかかわらず、涙なしに読むことは出来ない。それは、現在の乳がん治療が、二〇〇〇年以上にわたって、残酷な手術を耐え抜いた世界の女たちの、想像を絶する忍耐と犠牲の上に成り立っているという事実にあるからである。医師も患者もそれを忘れてはならない。

参考文献

邦語文献

『抗がん剤の副作用がわかる本』（近藤誠、三省堂、一九九四年）
『がん治療「常識」のウソ』（近藤誠、朝日新聞社、一九九四年）
『乳がん・乳房温存療法の体験』（イデアフォー編、時事通信社、一九九三年）
『乳ガンの発見』（米国国立衛生研究所編、南雲吉則・吉田和彦訳、祥伝社、一九九四年）
『「リンパ浮腫」知って！』（廣田彰男、芳賀書店一九九九年）
『リンパ浮腫の治療』（廣田彰男、JT印刷事業部、一九九七年）
『乳がんデイクショナリー』（あけぼの会編、株アイワード、一九九八年）
『見えてきたガンの正体』（西村肇、ちくま新書、一九九九年）
『やさしい「ガン」の教科書』（駒沢伸泰・松澤祐次監修、PHP研究所、二〇〇二年）
『がん治療、第四の選択肢――免疫細胞療法とは』（江川滉二、河出書房新社、二〇〇〇年）
『フランス流乳ガンとつきあう法』（木立玲子、毎日新聞社、一九九九年）
『がん患者学』（柳原和子、中公文庫、二〇〇四年）
『断食健康法』（甲田光男、創元社、一九九一年）

『乳ガン一一〇番』(南雲吉則・岩瀬哲、日刊工業新聞、二〇〇五年)

英文文献（重要度順）

Daniel De Moulin, *A Short History of Breast Cancer,* Kluwer Academic Publishers, Dordrecht, 1989.

Marilyn Yalom, *A History of the Breast ;* Harper Collins Publishers, London, 1997.

Dr. Cathy Read, *Preventing Breast Cancer : The politics of an Epidemic ;* Harper CollinsPublishers, 1995.

Alison Hann, *The Politics of Breast Cancer Screening,* Avery Ashgate Publishing Limited, England, 1996.

Caryn Franklin & Georgina Goodman ed., *Breast Health Handbook,* Harper Collins Publishers, London, 1996.

Theo Colborn & Dianne Dumanoski & John Peterson Myers, *Our Stolen Future,* Abacus, London, 1997.

Jenny Lewis, *When I Became an Amazon,* Iron Press, Northumberland 1966.

Health Education, *Cancer : How to Reduce Your Risks,* London, 1996.

Authority, *Living With Breast Surgery,* London. 1996.

BBC/Macmillan, *The Cancer Guide,* BBC Education Programmes, London, 1997.

Cancer Care

J. Daroczy & P. S. Mortimer, *Practical Ambulant Lymphology,* Verlag medical concept GmbH. Garching F-. J. Schingale Munchen, 1996.

Breast Cancer Care, *Treating breast cancer/The essential guide to breast awareness/Making a diagnosis : Breast prob-*

lems and breast cancer/Living with lymphodema : after breast cencer treatment/Life, here I come! The story of Betty Westgate MBE Founder of Breast Cancer Care (All the above leaflets are published by Breast Cancer Care, London, 1998.)

著者紹介

大津典子（おおつ・のりこ）

主婦。元同志社大学英語非常勤講師。

1939年，京都市に生まれる。65年，関西学院大学大学院英文科修士課程修了。74年,京都大学大学院・文学研究科仏教哲学専攻修士課程修了。74〜76年，ロンドン大学アジア・アフリカ学研究所（ＳＡＯＳ）に留学。

著作に『モスクワの女たち』(阿吽社、1988年）などがある。

乳《にゅう》がんは女《おんな》たちをつなぐ――京都《きょうと》から世界《せかい》へ

2006年6月30日　初版第1刷発行©

著　者　大津典子
発行者　藤原良雄
発行所　株式会社 藤原書店
〒162-0041　東京都新宿区早稲田鶴巻町523
電　話　03（5272）0301
FAX　03（5272）0450
振　替　00160-4-17013

印刷・製本　中央精版印刷

落丁本・乱丁本はお取替えいたします
定価はカバーに表示してあります
Printed in Japan
ISBN4-89434-520-X

「加害の女」として生きる

岡部伊都子（1923-　）

伝統や美術、自然、歴史などにこまやかな視線を注ぎながら、戦争や沖縄、差別、環境などの問題を鋭く追及する姿勢は、文筆活動を開始してから今も変わることはない。兄と婚約者を戦争へと追いやった「加害の女」としての自覚は、数々の随筆のなかで繰り返し強調され、その力強い主張の原点となっている。

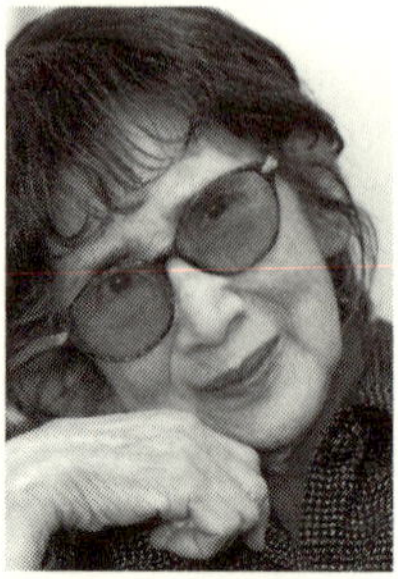

鶴見俊輔氏　おむすびから平和へ、その観察と思索のあとを、随筆集大成をとおして見わたすことができる。

水上　勉氏　一本一本縫った糸を、染め師が糸に吸わせる呼吸のような音の世界である。それを再現される天才というしかない、力のみなぎった文章である。

落合恵子氏　深い許容　と　熱い闘争……／ひとりのうちにすっぽりとおさめて／岡部伊都子さんは　立っている

ともに歩んできた品への慈しみ

思いこもる品々

岡部伊都子

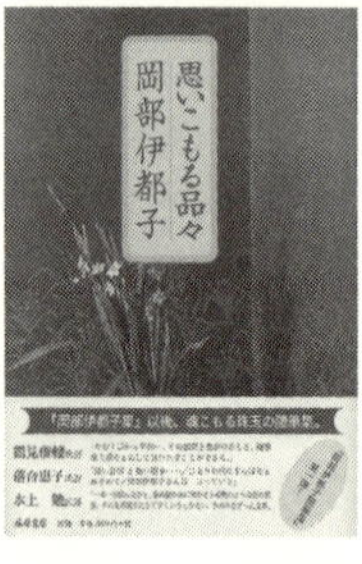

「どんどん戦争が悪化して、美しいものが何も彼も泥いろに変えられていった時、彼との婚約を美しい朱机で記念したかったのでしょう」（岡部伊都子）。父の優しさに触れた「鋏」、仕事に欠かせない「くずかご」、冬の温もり「火鉢」……等々、身の廻りの品を一つ一つ魂をこめて語る。**［口絵］カラー・モノクロ写真／イラスト九〇枚収録。**

A5変上製　一九二頁　**二八〇〇円**
（二〇〇〇年一二月刊）
◇4-89434-210-3

微妙な色のあわいに届く視線

京色のなかで

岡部伊都子

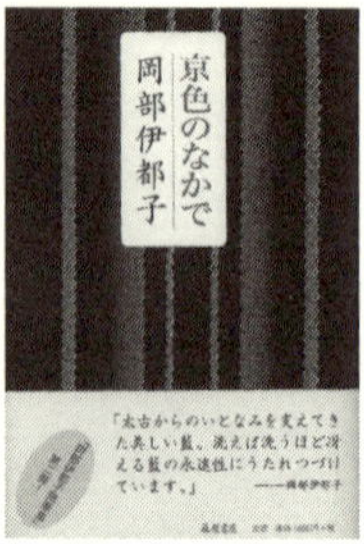

「微妙の、寂寥の、静けさの色とでも申しましょうか。この『色といえるのかどうか』とおぼつかないほどの抑えた色こそ、まさに『京色』なんです」……微妙な色のあわいに目が届き、みごとに書きわけることのできる数少ない文章家の、四季の着物、食べ物、寺院、み仏、書物などにふれた珠玉の文章を収める。

四六上製　二四〇頁　**一八〇〇円**
（二〇〇一年三月刊）
◇4-89434-226-X

弱者の目線で

弱いから折れないのさ

岡部伊都子

「女として見下されてきた私は、男を見下す不幸からも解放されたい。人権として、自由として、個の存在を大切にしたい」（岡部伊都子）。四〇年近くハンセン病元患者を支援してきた著者が、真の「人間性の解放」を弱者の目線で訴える。

題字・題詞・画＝星野富弘

四六上製　二五六頁　**二四〇〇円**
（二〇〇一年七月刊）
◇4-89434-243-X

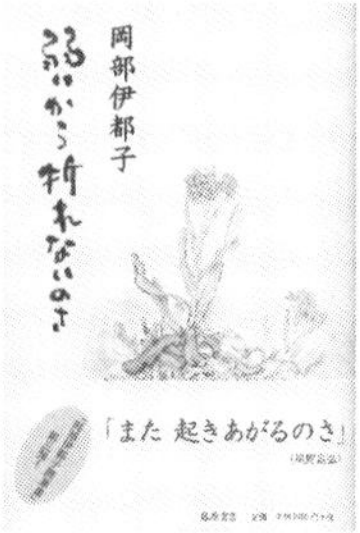

賀茂川の辺から世界へ

賀茂川日記

岡部伊都子

「人間は、誰しも自分に感動を与えられる瞬間を求めて、いのちを味わわせてもらっているような気がいたします」（岡部伊都子）。京都・賀茂川の辺から、筑豊炭坑の強制労働、婚約者の戦死した沖縄……を想い綴られた連載「賀茂川日記」の他、「こころに響く」十二の文章への思いを綴る連載を収録。

Ａ５変上製　二三二頁　**二〇〇〇円**
（二〇〇二年一月刊）
◇4-89434-268-5

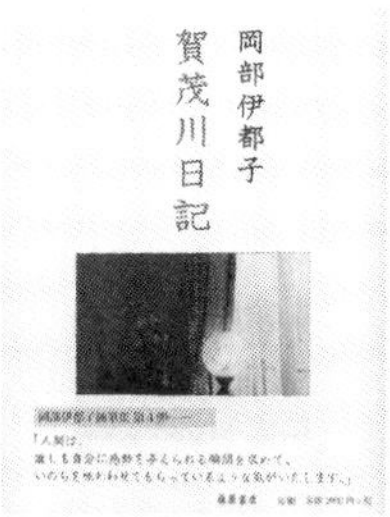

母なる朝鮮

朝鮮母像

岡部伊都子

日本人の侵略と差別を深く悲しみ、日本の美術・文芸に母なる朝鮮を見出す、約半世紀の随筆を集める。

［座談会］井上秀雄・上田正昭・岡部伊都子・林屋辰三郎
［題字］岡本光平　［跋］朴菖熙
［カバー画］赤松麟作
［扉画］玄順恵

四六上製　二四〇頁　**二〇〇〇円**
（二〇〇四年五月刊）
◇4-89434-390-8

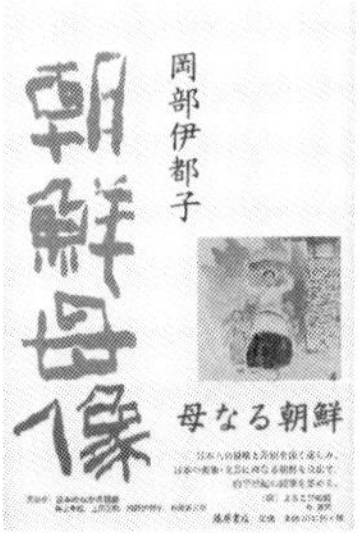

本音で語り尽くす

まごころ

〈哲学者と随筆家の対話〉

鶴見俊輔＋岡部伊都子

〝不良少年〟であり続けることで知的錬磨を重ねてきた哲学者・鶴見俊輔。〝学歴でなく病歴〟の中で思考を深めてきた随筆家・岡部伊都子。歴史と学問の本質を見ぬく眼を養うことの重要性、来るべき社会のありようを、本音で語り尽くす。

Ｂ６変上製　一六八頁　**一五〇〇円**
（二〇〇四年一一月刊）
◇4-89434-427-0

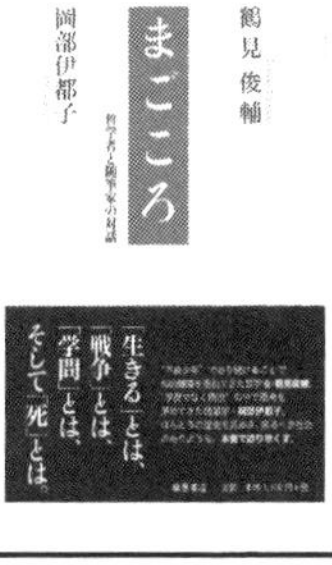

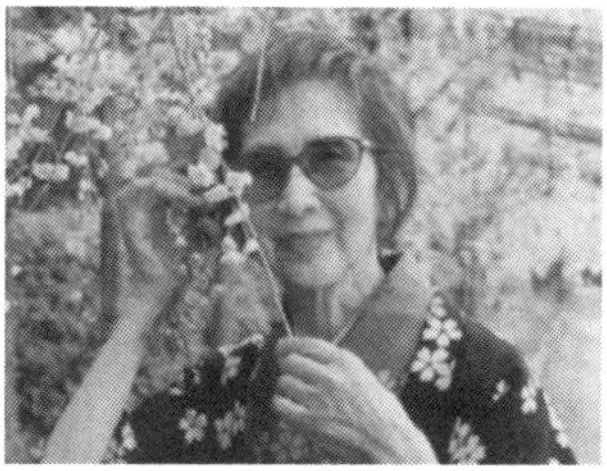